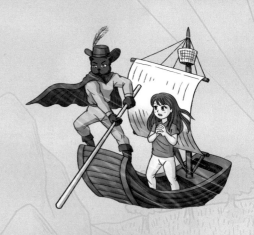

眼球王国
历险记

邵　蕾　著
魏文斌

人民卫生出版社
·北京·

图书在版编目（CIP）数据

眼球王国历险记 / 邵蕾，魏文斌著 . —北京：人民卫生出版社，2023.8

ISBN 978-7-117-35182-9

Ⅰ.①眼… Ⅱ.①邵… ②魏… Ⅲ.①青少年 - 眼病 - 防治 Ⅳ.①R77

中国国家版本馆 CIP 数据核字（2023）第 158183 号

人卫智网	**www.ipmph.com**	医学教育、学术、考试、健康，购书智慧智能综合服务平台
人卫官网	**www.pmph.com**	人卫官方资讯发布平台

眼球王国历险记
Yanqiu Wangguo Lixianji

著　　者：邵　蕾　魏文斌
出版发行：人民卫生出版社（中继线 010-59780011）
地　　址：北京市朝阳区潘家园南里 19 号
邮　　编：100021
E - mail：pmph @ pmph.com
购书热线：010-59787592　010-59787584　010-65264830
印　　刷：北京盛通印刷股份有限公司
经　　销：新华书店
开　　本：710×1000　1/16　印张：6
字　　数：65 千字
版　　次：2023 年 8 月第 1 版
印　　次：2023 年 9 月第 1 次印刷
标准书号：ISBN 978-7-117-35182-9
定　　价：49.00 元
打击盗版举报电话：**010-59787491**　**E-mail：WQ @ pmph.com**
质量问题联系电话：**010-59787234**　**E-mail：zhiliang @ pmph.com**
数字融合服务电话：**4001118166**　**E-mail：zengzhi @ pmph.com**

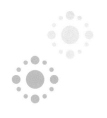

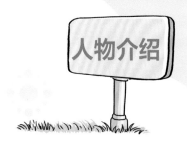

人物介绍

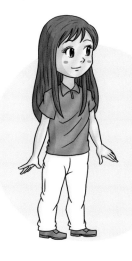

★ 张灵西

12岁小女孩，现为六年级小学生，爷爷是一位非常有名的眼科医生。

聪明伶俐、生性善良、好奇心强，喜欢冒险和异想天开。

最爱在爷爷神秘的书房探索。曾在一年级时因翻开一本典籍经历了眼球王国奇幻之旅，成为梦境中的眼球王国小公主。

最喜欢的图书为《眼球王国奇遇记》。

最喜欢的电影为《飞屋环游记》。

最大的愿望为拥有哆啦A梦的"任意门"。

★ 河马智者

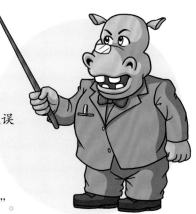

眼球王国的先知，会说话的河马，传说能够洞察未来。

曾绝顶聪明，位高权重，是国王的左膀右臂。

但聪明反被聪明误。在企图颠覆王国统治时，被误入眼球王国的张灵西揭穿阴谋。从此销声匿迹。

最喜欢的事情是为国王建言献策。

最害怕的事情是被国王置若罔闻。

最骄傲的事情是设计建造眼球王国腹地"水晶屋"。

听说挑衅者可能会被他养的大鸟吃掉哦……

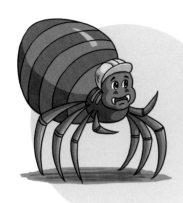

★ 斯班德工头

眼球王国忠心耿耿的劳动监工，令人胆寒的巨型蓝色蜘蛛。

国家陷入危险境地后，成为民众的精神领袖。立誓寻回小公主再次拯救眼球王国于水火。

外表冷酷但内心狂热。

最喜欢朗读长长的卷宗。

最讨厌国王身边的奸佞。

听说他是剧毒生物哦，闲人勿扰……

★ 汤婆婆

眼球王国新的统治者之一，臭名昭著的巫师。

把眼球王国的国王和王后变成了洋娃娃。

法力高强，蛇蝎心肠，身形瘦弱，能呼风唤雨。

最喜欢搬弄是非，彰显自己的法力。

讨厌听到小公主归来的消息。

放出豪言，敢惹我就让洪水吞没一切……

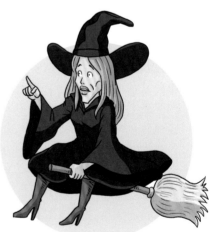

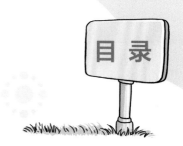

目 录

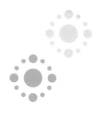

第五章

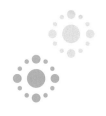

第一章

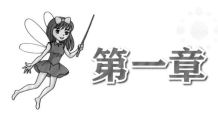

❖ 重返眼球王国 ❖

张灵西要上中学了，他的爷爷是一位非常有名的眼科医生。爷爷的书房摆满了各式各样的医学模型，这对于灵西来说，真是又神秘又有趣。

"拜拜啦，朋友们，我要搬去学校住啦！"灵西一如往日轻轻地擦拭着这些模型上的灰尘，"以后只能周末再见面了，也可能寒暑假再见面了，能把你们带走就好了。"她一边小声地嘟囔着，一边爬上书柜，费力地搬下一本厚厚的典籍。

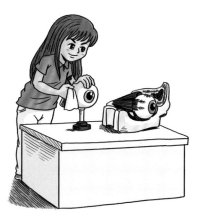

一瞬间一股强风袭来，再睁眼已是另一番世界。

"怎么是这里？"当灵西看到眼前的景象时，吃惊地瞪大双眼。此时的灵西，正站在一条狭长的透明小径上，两侧巨石巍峨，四周暮霭沉

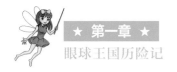
沉，一道道金光穿过石缝照亮前路蜿蜒。

"这里是眼球王国……"一个声音慢悠悠地传来，"你终于回来了……"

"您是斯班德工头！"望着眼前这只曾令她胆寒的巨型蓝色蜘蛛，灵西毫不犹豫地说出了他的名字。

"真的是那个小公主！""她就是王后的妹妹……""她开启过金光大道！""我们有救了！"霎时间，步道两边人头攒动。灌木丛中的独角兽群探出了头，树叶后的精灵们露出了翅膀，石碑后的蜜蜂守卫们握紧了长枪。

斯班德工头眼含泪光："灵西公主，你是我们最后的希望了！"

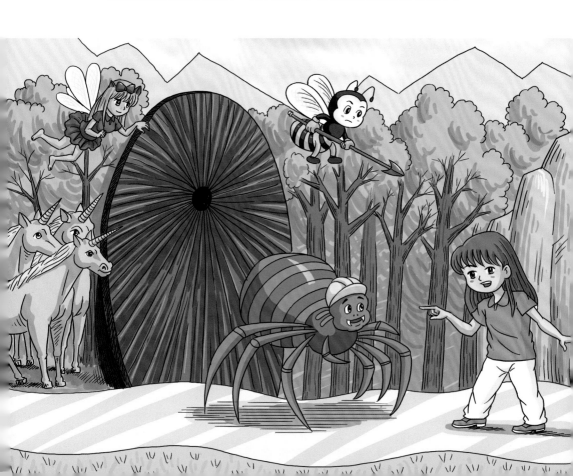

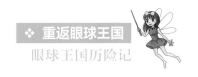

灵西环顾四周，仿佛也感到周围环绕着冷峻的寒气，只听见斯班德工头沉稳的声音不绝于耳，而具体内容则一句也没有听进去。

"眼球王国发生了什么？"灵西讪讪地问道。

"这说来话长了，我们先上路吧！希望你可以再次开启金光大道，拯救我们的国家……"就这样，张灵西被簇拥着踏上征途，前路漫漫，危机四伏。

"那个……开启金光大道还是在麦克乐城堡吗？"灵西想先弄清楚目的地的方向。

"没错！"一位长着猫耳朵的精灵从天际一跃而下，"还记得我吗，小公主？你上次来，我送了你一张地图！不过现在这张地图得改一改了。巫师汤婆婆和巧婆婆已经把考尼尔透明区变成了兵工厂，把水晶屋变成了石头屋，把果冻湖变成了火海，把麦克乐城堡变成了罪恶之源，把国王和王后变成了……布娃娃，把眼球王国变成了炼狱，呜呜呜……"

"来看看现在的眼球王国吧……"精灵抱起灵西飞上天空，顿时清冽的寒风向刀子一样划过面庞。随后精灵把她轻轻地放在一座高耸的巨石上，指着遥远的东方说："在那里，最远最远的地方，我们的麦克乐城堡……"

"看……看见了……"灵西惊奇地张大了嘴巴。眼前的异境既熟悉又陌生。高耸的巨石阵下是沟壑纵横的丘陵，原本透明的考尼尔工厂区矗立起四道污秽的大门，隐见城堡尖顶的影迹。

"我怎么看不到水晶屋，果冻湖，还有……"灵西焦急地询问着，

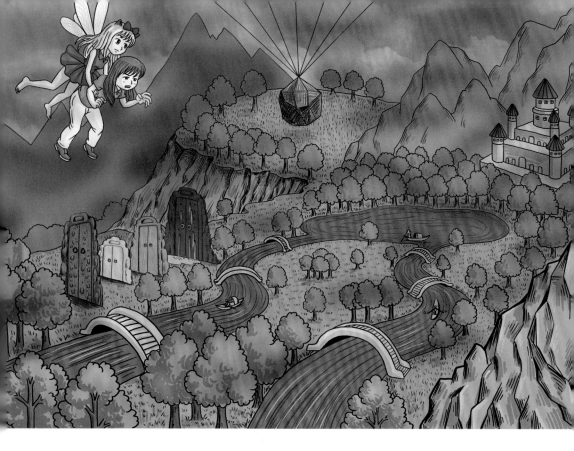

"我要怎么过去呢？"

"这……"精灵面露窘色，"只能先通过考尼尔兵工厂的四扇大门才能看见里面的情况。"

"这个还是送你吧，我可不能陪你过去……"精灵转身将灵西放在地面上，并交给她一张地图。

"祝你好运！"精灵指了一下地图上标注的考尼尔兵工厂，便飞翔着消失于天际。

"这个人怎么这样就走了！""就是的，说好的拯救王国呢！""胆小的懦夫！"人群里的咒骂不绝于耳。

"好了，精灵已经尽了她最大的努力了，这张地图来之不易，她目睹了汤婆婆和巧婆婆制造的腥风血雨，不去前线也无可厚非。"斯班德

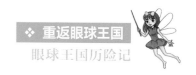

工头安抚着激愤的群众，和张灵西默契地相视而笑。

"我已经不是上次那个哭哭啼啼就想回家的小女孩了，我要开启金光大道，拯救眼球王国，唤醒王后姐姐！"张灵西默默许下心愿，紧紧握着手中的地图，而这张新版的眼球王国地图也成为灵西救援的全部希望。

知识宝库一：
回顾眼球王国地图——眼球的构造

灵西将依赖新版眼球王国地图开启金光大道。那么，现实生活中，我们的眼球到底是什么样的结构呢？下面，就先来回顾一下吧。

★ 眼球有哪些结构？

这张眼球地图就如同我们眼球的简化剖面图。

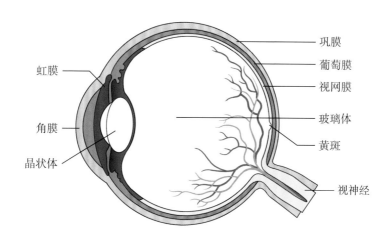

成年人眼球的正常直径为 22~24mm。90% 以上的外界信息是靠眼

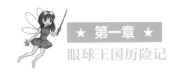
睛收集的。眼睛对于生物的生存十分重要，它的功能是靠其精密的结构实现的。眼球位于眼眶内，后端有视神经与大脑相连。眼球的构造分眼球壁和眼内容两部分。

★ 眼球的特殊结构都有什么功能？

眼球分为眼球壁和眼内容两部分。

眼球壁分 3 层，由外向内依次为纤维膜、血管膜和视网膜。

纤维膜厚而坚固，是眼球的外壳。分为前方透明的角膜和后方乳白色的巩膜。角膜是覆盖在黑眼球上的透明薄膜，是光进入眼内的窗口。巩膜是眼球最外面的纤维膜，也就是所谓的白眼球。纤维膜有保护眼球内部组织和维持眼球形状的功能。角膜和巩膜连接的地方叫角膜缘。在纤维膜上面和眼皮（眼睑）里有一层薄薄的透明膜，叫结膜。

血管膜是眼球壁的中层，也叫葡萄膜。位于纤维膜与视网膜之间，含有大量的血管和色素细胞，营养眼内的组织。血管膜从前向后分为虹膜、睫状体和脉络膜 3 部分。虹膜在最前面，像一个圆环，向后与睫状体相连。在它的中央有一个可以变换大小的圆孔，叫瞳孔。改变瞳孔的大小，进入眼内的光线也会随之变多或变少。我们可以发现不同种族的人眼睛颜色是不同的，这就是由于虹膜的色素含量不同而造成的。瞳

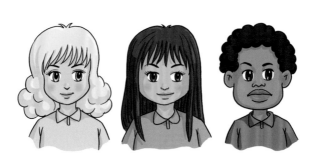

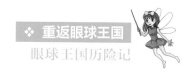

孔被称作"瞳仁",是位于黑眼珠正中心直径为 2.5~4mm 的圆孔,肉眼就可以观察到。它在暗处会变大,在亮处变小。猫的瞳孔随光强弱变化

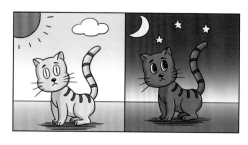

而变化的现象十分明显。**睫状体**有许多细细条索一样的悬韧带与晶状体连接。睫状体的收缩可以让晶状体变厚。它还可以分泌营养眼球的液体(房水),维持眼球的正常形态。最后方的**脉络膜**外观呈棕黑色,为眼球提供养分,并起到照相机"暗房"的作用,使进入眼内的光不能透出。

视网膜是眼球壁内侧的一层膜,外面的光线投射到视网膜上成像,这就是"看到"的过程。视网膜有许多对光线敏感的细胞,能感受到光的刺激。**视盘**在视网膜后部,是视神经纤维穿出视网膜的地方,将视网膜上采集的信息传递到大脑。**黄斑**:90% 的视力都源于黄斑,它是视觉最敏锐的部位。

眼内容是眼球内无色透明的折光结构,包括晶状体、房水和玻璃体,它们与角膜一起组成眼的屈光系统。**晶状体**是眼内透明的凸透镜,透明而富有弹性,位于虹膜和玻璃体之间,对光进行折射。老年人易患的白内障就是由于晶状体透明度下降。晶状体曲度过大,使物像落在视网膜前方,形成近视。反之则形成远视。**房水**为无色透明液体,主要由睫状体分泌产生,有运输营养物质和代谢产物、折光和调节眼压的作用。部分青光眼的发生就与房水分泌太多有关。**玻璃体**为无色透明的胶冻,充填在晶状体与视网膜之间,玻璃体除有折光作用外,还有支持视

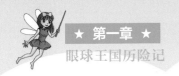
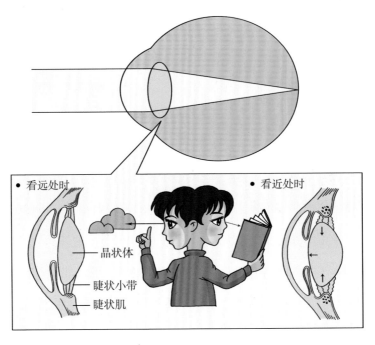

● 看远处时　　　　　　　　　　　● 看近处时

晶状体
睫状小带
睫状肌

网膜的作用。

　　正如"健康"的眼球王国可以通过设计巧妙的建筑，将金光完美地投射到麦克乐城堡一般。眼球的这些精密结构分工明确，配合巧妙，"健康"的状态也可以让我们清晰地看到这个世界。

　　而这次灵西看到的眼球王国却处于严重的"疾病"状态，她能否肩负重任，冲破关卡，让眼球王国恢复"健康"呢？我们只能拭目以待。

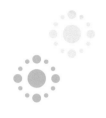

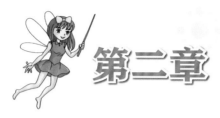

❖ 初探康扎科提

"要到达考尼尔兵工厂好像需要先穿过这个叫康扎科提的地方。"灵西仔细地审视着手中的地图,"上次来好像没有这个地方吧?"

"没错,这是一个新的区域,我现在给你详细介绍一下眼球王国的遭遇吧。斯班德语速太慢了。"拿着长枪的蜜蜂守卫略显急躁,"上次小公主你和王后联手赶走了坏人之后,本来国家一片祥和,大家安居乐业,可是好景不长,国王殿下没多久就迷上了长生不老之术,那汤婆婆和巧婆婆是一对臭名昭著的巫师,她们见机献媚,花言巧语蒙骗国王可以通过改变王国的风水炼出不老神丹,于是国王就下令拆掉考尼尔透明区,建起四扇污秽大门;巧婆婆呵令独角兽群夜以继日地搬运石头

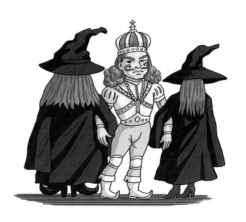

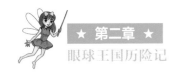
堵住艾瑞斯峡谷的入海口，导致王国西部洪水泛滥；为了不让洪水蔓延到麦克乐城堡，汤婆婆又用巫术将果冻湖变成了火海，耕地和湖泊都没有了，民不聊生……这两天传导光线的水晶屋突然变成了实心怪石，眼球王国彻底毁了。"

"那王后姐姐呢，她是明事理的人呀！"灵西关切地问，"姐姐怎么不出来制止？"

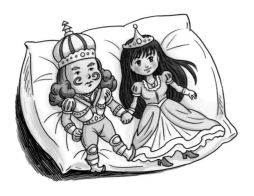

"那两个巫婆刚一来王后就消失了……"一只小独角兽抢着说，"然后听说她和国王都变成了布娃娃……"

"这两个巫婆如此厉害，可以把水变成火，把水晶变成石头，把人变成娃娃……我要怎样才能救大家呢？"灵西更关心解决问题的方法。

"不知道……不知道……"大家纷纷摇头。

"只是听那两个巫婆说如果再抓住那个叫张灵西的小公主，我们的宝石美梦就成真了，哈哈哈哈哈哈哈……"一头大独角兽惟妙惟肖地学着巫婆的口吻，"那这个王国就永远是我们的了，哈哈哈哈哈哈哈！"

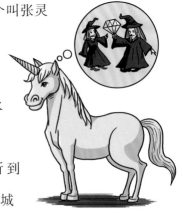

"嗯，我之前搬石头的时候偷偷听到的……不过最近那两个巫婆一直在麦克乐城

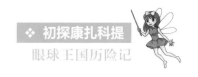

堡里没有出来过。"独角兽气愤地跺跺脚，"你可是我们的希望啊！"

"你说的宝石美梦是什么？"张灵西疑惑地看着独角兽。

"什么宝石美梦？我说的？"独角兽瞪圆了眼睛。

"原来是宝石！"大家不约而同，只有灵西在风中凌乱。

"是不是宝石传说？""金木水火土那五块宝石？""集齐可以实现一个愿望？""不是，是集齐可以得到无上的权力！""我听说是集齐可以长生不老！""我怎么听说是能变成战无不胜的勇士啊？""不对吧，是变成最聪明的智者。"大家七嘴八舌让张灵西更疑惑了。

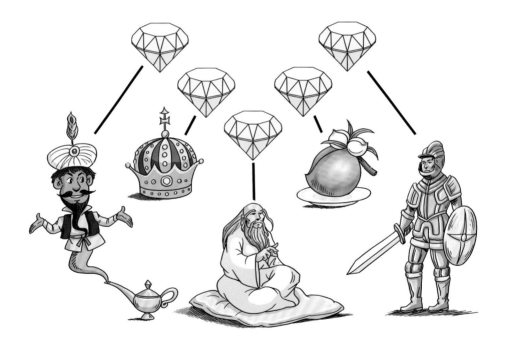

"停，我大概听懂了，就是集齐五块宝石，然后有可能打败巫婆？"灵西大喝一声，暂停了聒噪的议论，"那么宝石在哪里？为什么非要我去收集呢？"

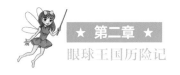

大家陷入了沉默……

"好，我们现在有目标了，收集宝石，这也是进步，那谁来告诉我这个康扎科提是什么地方？"张灵西信心满满。

"是考尼尔兵工厂的前哨部队，触发了危险警报会有大量士兵从考尼尔冲过来，然后肯定会被抓住！"蜜蜂卫兵解释道，"我和斯班德本来就是麦克乐城堡的守卫可以通过，独角兽们要去艾瑞斯峡谷搬石头也能过去，至于灵西公主，可以化装成蜜蜂或者蜘蛛？独角兽也行……"

大家面面相觑，仿佛不太同意蜜蜂的提议。

"灵西公主根本不像你说的这些生物啊，干脆藏进箱子里吧！"大独角兽建言。

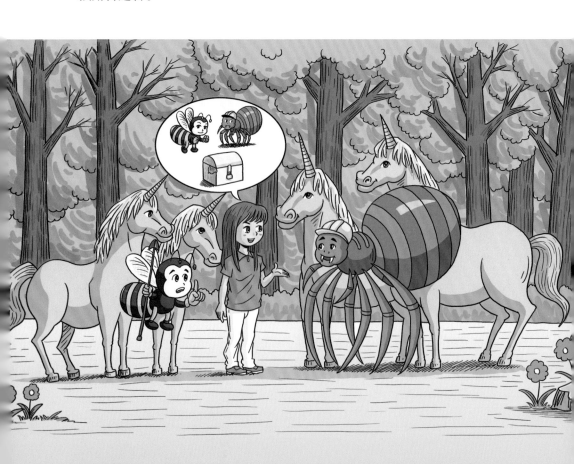

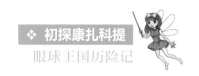

"到处都是开箱检查的，我觉得这样做不合适……"斯班德摇摇头，但又没有其他好的建议。

眼看已经走到康扎科提的入口了，张灵西对大家说："我有一个办法，不仅能通过这里，还能一直把我送到麦克乐城堡！"

"什么办法？"大家都充满期待。

"斯班德和蜜蜂守卫直接说抓到了灵西公主，要献给汤婆婆和巧婆婆，你们不是本来就是守卫吗？正好保护我进城堡。"灵西眼中闪着晶莹的光。

"不行，这样太危险了，万一直接把你变成布娃娃怎么办？""还有万一她们直接来把你抓走怎么办？"大家你一言我一语都表示灵西的想法太危险。

"大家不要担心，第一，巫师说的是抓住我，而不是把我变成娃娃，那就代表我在她们眼里还有某种作用；第二，她们最近一直在城堡里，而且那些所谓风水的工程并没有停止，那就说明她们还在收集宝石；第三，我们可以伪造她们的旨意，就像当年河马智者一样；第四，没有更好的方法了。"张灵西态度坚定，大家也只能同意了。

"好，那我现在就写，我这里有巫师的手谕。"说着，斯班德又掏出一条长长的纸卷……

"百科提瑞亚、外瑞斯、恩拉瑞克部队的士兵们，请保护斯班德工头和蜜蜂守卫押送罪犯张灵西通过关卡，完成大计！"转眼间，斯班德已经面对三大部队的集结，从容不迫地念着仿写的旨意。康扎科提警报四起，震耳欲聋，警灯闪烁，映红了天际。

知识宝库二：

康扎科提的警报——结膜炎是什么？

灵西一行人首先要通过的关卡就是康扎科提，它是考尼尔兵工厂的前哨部队，危险程度可想而知。在我们的眼睛里，也有一个组织附在眼球的最表面，像前哨部队一样，直接与外界环境相接触。这个组织就是结膜，英语名称为 conjunctiva。它覆盖在我们的眼皮（眼睑）后面和眼球前面，是一层半透明的黏膜组织。结膜发炎了，还可能影响周围的组织，比如角膜。

★ 为什么会得结膜炎？

结膜位于眼球的最表面，直接与外界环境相接触。但我们的眼睛有自己的防御系统，平时在这些防御系统的保护下，外界环境的脏东西不会损伤眼睛。但当这些防御工事减弱或外界的致病因素增强时，就会引起结膜的炎症，表现为眼红、眼磨、异物感和分泌物增多，称为结膜炎。由于结膜位置表浅，致病因素多样，因此几乎每个人都患过这种疾病，结膜炎也是眼科最常见的疾病。

结膜炎的致病因素分为微生物性和非微生物性两大类。最常见的是微生物感染，包括细菌、病毒等。

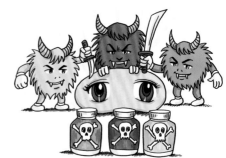

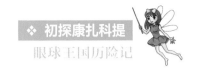

★ 结膜炎有哪些表现?

得了结膜炎，我们会有眼部的异物感，感觉就像有东西"迷眼"一样，非常磨。此外还可能出现烧灼感、痒、怕光和流泪。如果同时存在眼痛和视力模糊，则说明炎症可能波及邻近的角膜。

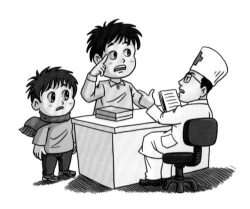

结膜炎还有一个很重要的表现就是结膜充血，也就是我们说的"眼红"。有时候，在异物感和眼痒等症状还没出现时，就会有人指出："你眼睛红了！""怎么眼睛像兔子了？"或者直接说："你是不是得红眼病了？"这些发问，都证明你具备了结膜炎眼红，也就是结膜充血的表现。当然，必须明确一点，并不是所有结膜炎都是所谓的"红眼病"，

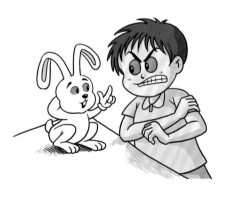

"红眼病"只是结膜炎中的一种，症状较重、传染性极强，但大多数结膜炎传染性并不是很强，甚至有可能不治疗就能恢复，因此及时就医，由医生判断结膜炎的种类并进行有针对性的治疗最为关键。

结膜炎的患者还会出现不同程度的分泌物增多，也就是"眼屎"增多。有个简单的方法帮助我们初步判断致病因素：细菌引起的"眼屎"多为黄色脓性，病毒引起的多为水样"眼屎"，过敏引起的"眼屎"是

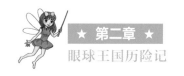

黏稠丝状的。此外医生检查时，可能发现结膜上存在隆起的乳头或滤泡，膜状物或整个结膜水肿。这些体征都是由于结膜的防御细胞与入侵者进行战斗引发的炎症表现，也是造成眼部异物感和眼痒的原因。

★ 得了结膜炎怎么办?

结膜炎的治疗原则为病因治疗、局部点眼药水（膏）为主，必要时全身口服药或输液。炎症刚发生时禁止包扎患眼。也就是说，大多数结膜炎应该根据病因选择眼药水或眼药膏进行局部治疗。只有严重的结膜炎，如毒力强大的淋球菌或衣原体引起的结膜炎才需要通过口服抗生素或输液等全身治疗。

结膜炎患者在发现眼红、眼磨、分泌物增多等症状时，应及时就诊，在医生的指导下明确病因，按照医生的指导按时点药治疗，大多数结膜炎在规范治疗下，1周内都会痊愈。但若治疗不及时，少数患者可能因并发角膜炎而损伤视力。

此外，传染性结膜炎可能造成流行性传播，因此预防工作至关重要。结膜炎多为接触传染，故提倡勤洗手、洗脸，不用手揉眼，不用衣

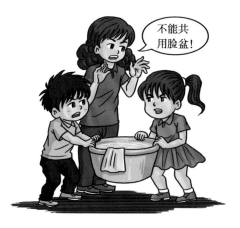

不能共用脸盆!

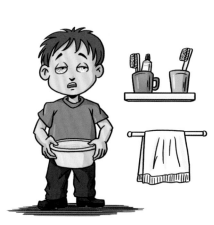

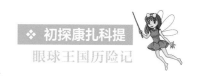

服擦眼，不与其他人共用毛巾等接触眼睛的物品。传染性结膜炎患者应与家人隔离，其洗漱用品也应隔离消毒等。

康扎科提的警灯映红了天空，警报震耳欲聋，正如同患结膜炎时发出的信号——眼红、眼磨。张灵西能否顺利将危险警报解除并顺利通过康扎科提的考验呢？我们得接着往下看。

涉险过关

"百科提瑞亚、外瑞斯、恩拉瑞克三大部队请关闭警报，护送我们通过！"蜜蜂守卫厉色道。

"你们两个人就抓到这么重要的人物啦？"一个长满毛刺，满身脓包的绿色胖怪物不屑地说，"我们这么多人找了这么久都没有抓到，你们两个昆虫就抓到了？"

"对不起，我不是昆虫，我有八只脚，而昆虫是六只……"蜘蛛斯班德慢声道。

"哎哎哎，你跑题了工头！"一个身材矮小，满身突起的白色怪物打断他，"问你怎么抓住的呢？"

"之后巫师大人们会告诉大家的，请不要浪费我们押送犯人的时间了，百科提瑞亚和外瑞斯！"蜜蜂守卫甩了甩长枪。

"怎么样，还想打架吗？""对啊，对啊，打架得先过了我们恩拉瑞克这关！"只见一个蓝色的大块头带着两个紫色的小跟班叫嚣起来，"警灯给我闪起来，把天空给照亮点！"

"我怎么觉得你们是随便抓了个小姑娘想偷懒不干活呢？听说那小姑娘身上有块宝石，拿出来给我们看看！"胖怪物补充道。

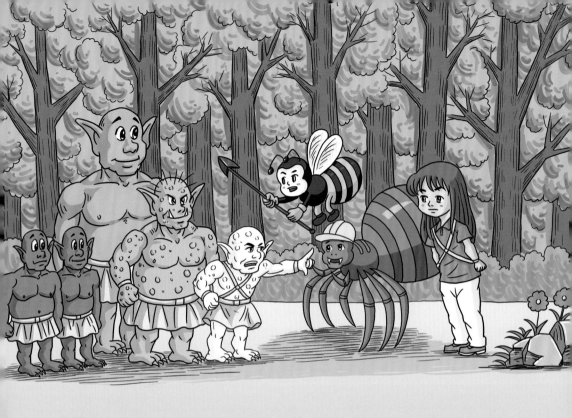

　　"宝石？"灵西吓得一激灵，"我身上怎么会有宝石？"她想着没敢说出来。

　　"交不出来就是假的，我看那纸上的字也是仿造的吧！把他们一起抓起来！"白色怪物不耐烦地说。

　　"我们不会让你们看宝石的，万一你们叛变抢走了怎么办？"斯班德临危不乱，"要不你们把巫师大人们请来，不过如果这犯人是真的，你们的下场就不用我说了吧……"

　　"请就请，我现在就派人去！"蓝怪物不为所动。

　　"让他们过去算了，咱们这样不是自讨没趣吗？"白怪物有些动摇了，"假的他们也过不了考尼尔，咱们较什么劲！"

　　"被扔进火海还是很恐怖的！"绿胖子态度也缓和了一些，"毕竟只

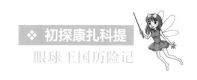
有斯班德能吐出写手谕的卷纸。"

"两个没骨气的东西！"蓝胖子有些生气了，"可以放行，那就先过了我恩拉瑞克的地盘吧！"

"然后是我百科提瑞亚的！""最后是我外瑞斯的，哈哈！"话音刚落三组人马就消失了，眼前的通途瞬间变成了另一番模样。

"首先让我们通过恩拉瑞克的魔幻阵吧！"蜜蜂守卫说道，"还好他们没有纠缠，阿嚏！"

"阿嚏，阿嚏"三个人纷纷打起喷嚏。

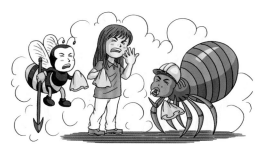

"空气里飘着的那些白色颗粒是什么？"灵西问道，"阿嚏，阿嚏！"

"那是过敏原，阿嚏，快捂住口鼻跑过去！"斯班德叫道。

"浑身痒痒，好难受！"灵西拼命挠着身体，"白色颗粒粘到身上好痒，阿嚏！"

"别挠了，越挠越痒！"赶紧跑过去，蜜蜂招呼着灵西，"阿嚏，阿嚏！"

"终于跑出来了！"灵西瘫坐在地上，"好想跳进冰水里啊！终于不痒了！"

"别高兴得太早，快看前面！"蜜蜂守卫指着前方不远处。只见绿色的污水泛着恶臭，黏稠的泡沫此起彼伏。

"我可以飞过去！"蜜蜂守卫说。

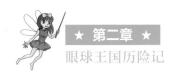

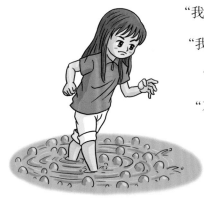

"我的腿比较长，不会弄脏身体！"斯班德说。

"我可以趟过去！"灵西说着走进了污水潭。

"灵西，我抱着你飞！"蜜蜂追上去。

"不行，那样到下一关看到我一点都没弄脏，就暴露了！"灵西自顾自地前行。

半晌走出了污水潭，满身污泥，脓汤顺着手臂和衣襟淌下来，"还好没有被臭晕过去！"灵西打趣道。

"好了，还有最后一关。"斯班德工头指着面前的一口大锅，"这是外瑞斯的魔咒。"

"什么咒也要闯过去！"张灵西不由分说地冲了进去，"腿怎么像灌了铅一样，迈不动啊，浑身酸疼！"

"这就是他的魔咒，打破它只能靠自己！"蜜蜂说，"但是不知道怎么靠自己……"

"我们坚持住，拼命往前走，这只是幻觉……"说着，三个人都晕了过去，看来最后的魔咒没有突破……

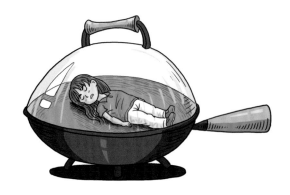

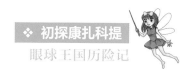

知识宝库三：
三种怪物的魔幻阵——常见的结膜炎和治疗方法

灵西虽然骗过了三个怪物的盘查，但最后还是倒在了康扎科提的魔咒之下。百科提瑞亚、外瑞斯、恩拉瑞克三个怪物面目可憎，毒力超强，就像破坏我们结膜健康的病原体一样。在导致结膜炎的致病因素里，最常见的就是细菌、病毒和过敏，它们的英文名称分别为 bacteria、virus 和 allergy，与这三个怪物十分相像。那么导致结膜炎的怪物们有什么特点，我们又该怎样对付它们呢？让我们一起来学习一下。

★ 什么是过敏性结膜炎？

灵西通过的第一个魔幻阵就是怪物恩拉瑞克制造的。对应的就是过敏性结膜炎。它是一种双眼发作，由过敏反应引起的炎症。按发病的时间分为季节性和常年性。季节性过敏性结膜炎通常与空气中特定季节出现的花粉有关，而常年性过敏性结膜炎常与动物皮屑或尘螨等常年存在于环境中的过敏原有关。引起过敏的原因多种多样，但这些物质都被我们的身体当成异类，拼命攻击，希望将它们排出体外，从而产生炎症反应。

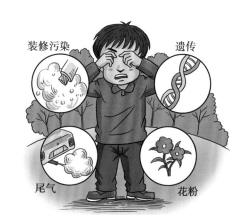

装修污染　遗传　尾气　花粉

过敏性结膜炎最主要的表现就是眼痒，就像怪物恩拉瑞克的

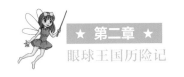
魔阵一样，接触过敏原后，灵西等人也是奇痒无比，和过敏性结膜炎的症状十分相似。此外，过敏性结膜炎可伴有水样的分泌物、眼红、怕光等。患者常存在过敏性鼻炎病史。眼部表现除了眼红外，还可见过敏性黑眼圈。

治疗过敏性结膜炎首先要尽量避免接触过敏原。首选抗过敏的眼药水点眼治疗。如果过敏原已经明确，可以考虑就诊变态反应科进行脱敏治疗。这种方法对于植物花粉及杂草引起的过敏性结膜炎效果相对较好。

★ 什么是细菌性结膜炎？

百科提瑞亚的泥潭就是细菌这个令人作呕的怪物制造的杰作。细菌性结膜炎是一类由各种细菌引起的结膜感染。生活中最常见的细菌性结膜炎是由金黄色葡萄球菌、表皮葡萄球菌、肺炎链球菌引起的。这些细菌主要为球状，长满毛刺状突起，便于它们黏附进行攻击，这与百科提瑞亚这个满身毛刺的胖怪物非常相像。细菌性结膜炎总是突然发病，进展迅速，但大多2周内便可痊愈。

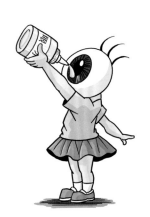

细菌性结膜炎主要表现为怕光、流泪并伴有黄色的分泌物。仿佛灵西经历的泥潭一样。此外，患者常见眼皮肿胀。但多无淋巴结肿大。

治疗细菌性结膜炎主要通过局部抗生素眼药水点眼治疗，如氧氟沙星、妥布霉素滴眼液等，每日4~6次；眼膏每晚睡前涂用。治疗时间为1~2周。一般不需要全身治疗。本病可传

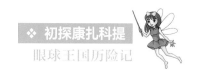

染，预防同样重要。

★ 什么是病毒性结膜炎?

病毒性结膜炎是最常见的"红眼"原因。可由多种病毒引起，大部分可自行恢复。我们通常所说的"红眼病"学名为流行性出血性结膜炎，它是一种极易暴发流行的眼部传染病，传染性极强。病原体就是微小核糖核酸病毒。

该病潜伏期短，可在 24 小时内发病。常一眼先发生，1~2 日后另一眼发病。表现为眼睛剧烈疼痛、眼磨、怕光、流泪、出现大量水样的分泌物，以及耳朵前部的淋巴结肿大、压痛。部分患者有发热不适、全身肌肉痛，这些症状就像灵西一行人最终无法通过令人头晕、肌肉酸痛的外瑞斯魔阵一样。

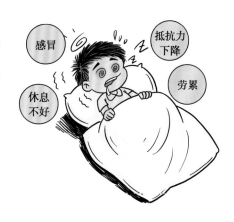

治疗流行性出血性结膜炎主要通过眼部点用抗病毒滴眼液，如阿昔洛韦或更昔洛韦滴眼液每小时 1 次。同时眼部点用抗生素滴眼液预防细菌感染。本病传染性极强，易暴发流行，预防是关键，对传染期患者隔离，患者接触过的器具应严格消毒，以避免交叉感染。

病毒引起的结膜炎最常见的并不是"红眼病"，而是流行性角结膜炎，它的传染性也较强，但病原体主要为腺病毒。

流行性角结膜炎的潜伏期一般为 5~7 日，大部分一眼先发病，另一眼 3~5 日发病，后发者往往症状较轻。一半的患者会并发角膜炎，

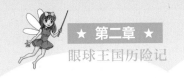

在发病 1 周左右结膜炎症状减轻时出现视物模糊、视力下降。这是该病的主要特点之一。

对于流行性角结膜炎，治疗的关键同样是点用抗病毒滴眼液及抗生素滴眼液预防细菌感染。

本病为接触传染，急性期患者须隔离，防止传染、流行。

我们的结膜在药物的帮助下对于细菌、病毒、过敏，这三个引起炎症的元凶进行了有针对性的打击，使炎症消退，眼睛恢复健康。那么灵西是否可以通过康扎科提的考验，顺利到达考尼尔兵工厂呢？故事继续。

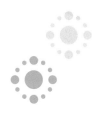

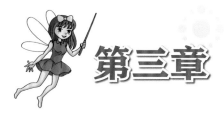

"这是哪里？好冷……"灵西突然惊醒，感觉自己好像飘在空中，"不对，我们就是在天上！"

"快醒醒，快醒醒！"灵西拍打着旁边还在昏睡的斯班德和蜜蜂守卫，"我们在天上飞呢！"

"是大鸟？"斯班德清醒过来，"大鸟已经失踪很长时间了……"

三人定睛一看，蓝色的大鸟将他们裹在一张布单里向前飞行。

"我记得大鸟是河马智者的坐骑吧？"灵西捂着耳朵，想减小噪声。

"没错，河马那家伙被抓后，大鸟就消失了，怎么现在来帮咱们了？"斯班德说道。

"不一定是帮忙吧？你看这是哪里？"蜜蜂守卫喝道，"考尼尔兵工厂！"

正说着，大鸟就降落了，把他们扔在了考尼尔的门前，转瞬飞向远方。

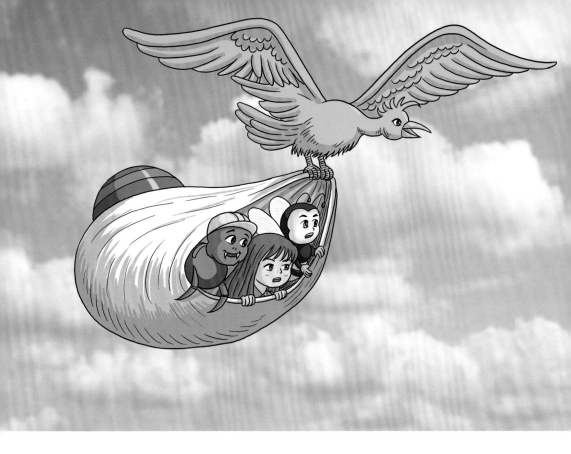

　　"哈哈，斯班德和蜜蜂！你们两个城堡守卫来体会我们前线的疾苦啦？"一个四头怪物托了托自己浑圆的肚子笑着说，"听说你们抓住了那个张灵西？"

　　"考尼尔大将军，您怎么亲自出来了？"蜜蜂守卫赶紧接过话茬，"我们只是路过而已。"

　　"我得验明正身吧！"考尼尔大将军收起笑脸，俯下身来怒目盯着满身泥泞的灵西，"你就是那个公主？宝石交出来看看！"

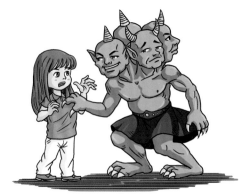

　　"动作快点！听见没有！"那怪物用又长又尖的指甲戳着灵西

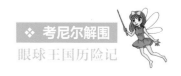
的胸口，张开血盆大口威胁着。

"宝石被别人看到会马上消失……见到巫师才能交出来！"灵西故作镇定，"她们答应送我回家，我得见到她们！"

"宝石怎么会在这么好骗的小女孩身上？"考尼尔大将军拉过斯班德窃窃私语道，"金光大道都没了，她怎么回去，巫师大人们明显就是想拿走宝石一走了之。"斯班德无法回答这个问题，只能附和着摊了摊手，表示自己无从而知。

"你这个谎编得太没有水平了吧？宝石被看会消失？那巫师大人们看了消失了怎么办？"那怪物又将矛头转向了灵西。

"这……她们看见……"张灵西一下不知所措，脑中飞快地思索着答案。

"所以要连她一起押到城堡里呀，你太愚蠢了！"灵西感觉身后传来一个似曾相识的声音。回头一看，还是那头戴着眼镜的河马，那个曾经利用她又阴差阳错帮她回家的坏蛋。

"河马……智者……"张灵西目瞪口呆，"你怎么会在这里？"

"那我应该在哪里？"河马智者习惯性地推了一下眼镜，"水晶屋还是……监狱里？"

"现在这个王国可是巫师大人们统治啦，她们最需要的就是我这种……坏坏的智囊团，哈哈！"河马智者挺起胸膛，"不管我做过什么坏事，但是以我的学识还是应该被称为……智者！谢谢你对我的称呼，我非常喜欢！"

"放行吧，考尼尔大将军！我保证这个就是张灵西，我们可是老朋

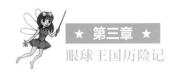

友了！"河马智者向四头怪挥挥手。

"这样就让他们过去，河马总兵？"考尼尔大将军似乎对盘问意犹未尽。

"我说了多少次了，请叫我河马智者，我是科学家！"河马气急败坏道，"我们有头脑的人看一眼就知道真假了。手谕我审一下，斯班德！"说着伸手夺过蜘蛛手中的纸卷。

"那个……等一下，我们刚才……"斯班德顿时大汗淋漓："这下肯定暴露了，河马可是鉴定文书的专家啊。"

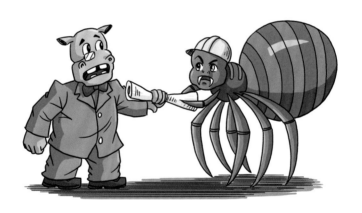

"准确无误，别浪费时间了，赶快让他们过去吧！"河马不等斯班德说完，便开始大声喝令。

斯班德、蜜蜂守卫和张灵西满脸狐疑，互相对视后点了点头。

"好吧，河马总兵……不对，河马智者！"四头怪不再纠缠，"这四瓶药水知道怎么用吧，泼在污秽大门上就能通过了！我回去睡午觉了！"说着递过来绿、白、红、黄4个瓶子给河马智者。

"好的，你回去吧，我跟他两押送张灵西过去！"河马接住药水，

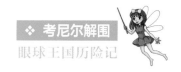

让三人跟他前行。

"那个……河马总兵，您知道这个药水应该怎么用吗？"斯班德询问道。

"请叫我……河马智者！"河马推推眼镜，"我当然……不知道！"

"不知道？"一行几人异口同声，"那怎么办？"

"我就是看不惯那些莽撞的士兵，一点修养都没有！"河马气得鼻翼翕动，"那个考尼尔将军根本没把我这个德才兼备的总兵放在眼里，他不是想让我求他说出药水怎么用吗？我偏不，我自己研究！"

"这是何必呢？"斯班德舞动着纤细的触角，"一句话就解决了的事！"

"我偏不！"河马倔强地摇摇头，"4瓶药水四扇门，每个门4种都试一遍不是才16次！再说还有不用试4次就能通过的概率呢！"

"可是……万一药水不够泼4次呢？"斯班德问道。

"这个问题……到时候再说吧！"河马心里一惊，"应该还有线索吧？"

"耽误时间咱们可都吃不了兜着走！"蜜蜂守卫首次发难。

"别废话了，跟我来！"河马故作镇定地领路前进。

转眼间走到了第一扇污秽大门的面前。

"好了，我来介绍一下，考尼尔的四扇大门分别是百科提瑞亚、外瑞斯、方格斯和阿米巴，需要用药水打开，各种排列组合反正十分复杂！"河马智者把绿、白、红、黄4瓶药水摆在面前，"如果没有打开门直接闯过去，门里就会冲出千军万马进行攻击，听说之前想闯关的人

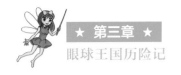
下场都很悲惨。"

"先是浑身肿胀发红，见到阳光剧烈疼痛；然后皮肤溃烂、脓液流出；最后全身硬化，变成木乃伊……"斯班德插嘴道。

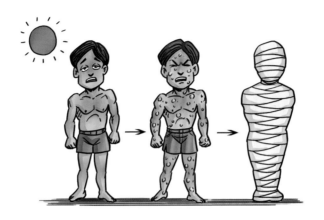

"好吧，我们还是回去找考尼尔将军问清楚再来吧！"蜜蜂守卫听得有些胆战，"不行我飞回去问问！"

"那你不怕暴露吗？灵西公主的卫兵们！"河马压低了声音，推了推眼镜，眼中闪出一丝寒光。

"这……你在说什么？"斯班德想赶紧解释一番。

"别装了，我是来帮你们的，那两个巫婆骗了我，我要你们帮我夺回我的水晶屋！你们也不想想，你们漏洞百出的谎言加上粗劣的仿制手谕，怎么可能骗过我河马智者，我们现在忘掉恩怨，一起作战吧！"河马智者昂起头，仿佛英雄附体。

斯班德和蜜蜂看着灵西，不知该如何接话。

"不管你这次到底是不是好人，我们现在都要过这四道门，先过去再说。"灵西选择了再相信河马智者一次。

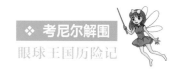

知识宝库四：

考尼尔的盘查——角膜炎是什么？

灵西涉险通过了考尼尔大将军的盘问，久未露面的河马智者又突然现身，其是好是坏还无从确定。但闯过考尼尔的难度肯定是远远高于仅有前哨部队驻守的康扎科提。对于我们的眼睛来说，考尼尔地区就如同角膜，它的英文名称是 cornea。

角膜位于眼球最前部的中央，略向前凸，为透明的横椭圆形。横径约 11.5~12.0mm，垂直径约 10.5~11.0mm。角膜的厚度，中央部最薄，仅 0.50~0.55mm，周边部较厚约 1.0mm。角膜有十分敏感的神经末梢，如有外物接触角膜，眼皮便会不由自主地合上以保护眼睛，而角膜出现损伤时则会伴有强烈的疼痛感。为了保持透明，角膜并没有血管，通过眼泪和房水获取营养物质。

★ 为什么会得角膜炎？

角膜病在我们国家是导致失明的主要眼病之一。其中，感染性角膜炎最常见，估计全球每年有 50 万人患感染性角膜炎，约 20% 的盲人源于角膜感染。角膜有 5 层结构，从前到后依次为角膜上皮层、前弹力层、基质层、后弹力层和内皮层。角膜上皮是抵御病原微生物侵袭的第一道屏障，上皮损伤非常容易发生感染。

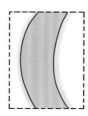
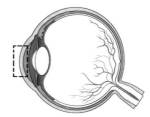

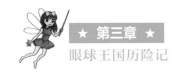
角膜感染后，病原体或炎症细胞会依次侵袭角膜的 5 层结构。如果仅造成上皮组织损伤，其再生愈合可不留瘢痕；角膜前弹力层和基质层受损后不能再生，由瘢痕组织修复填补，会使角膜失去透明而严重影响视力。后弹力层受损可由内皮细胞分泌再生，但其下的内皮层则无法再生，严重损伤导致房水进入角膜层间，引起角膜水肿，视力下降。

角膜炎的病因主要包括细菌、病毒、真菌、棘阿米巴感染等。类风湿等自身免疫病或维生素 A 缺乏等引起的角膜软化也会引发角膜炎。此外，角膜炎还可源于邻近组织的炎症波及，比如通过之前介绍的结膜炎蔓延而来。

★ 角膜炎有哪些表现？

还记得斯班德工头形容被考尼尔部队攻击后的人会怎么样吗？"先是浑身肿胀发红，见到阳光剧烈疼痛；然后皮肤溃烂、脓液流出；最后全身硬化，变成木乃伊。"这与角膜炎的症状和变化异曲同工。

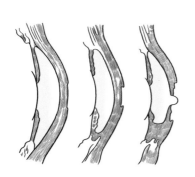

角膜炎虽然病因不同，但是它有一个特点，就是发病后的变化过程都是相似的。得了角膜炎会经历 4 个阶段：浸润期、溃疡形成期、溃疡消退期和愈合期。

在最初的浸润期，有明显的刺激症状，会怕光、流泪、视力下降，像极了考尼尔攻击后"浑身肿胀发红，见到阳光剧烈疼痛"的症状。这个时候及时进行治疗，浸润可以吸收，角膜可以恢复透明，视力也能够恢复。

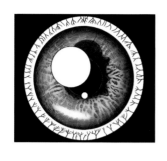

如果没有控制病情，进入下一阶段就是溃疡形成期。就如同"皮肤溃烂、脓液流出"一样，溃疡是坏死的角膜上皮和基质脱落形成的，严重者可能会穿破角膜，这时极易发生眼内感染。在这一时期，患者视力会急剧下降，可能在照镜子时就看到黑眼球上的白色溃疡病灶。

药物治疗加上患者本身的防御功能，抑制了病原对角膜的侵袭，就进入了第三阶段，称为溃疡消退期。此时，眼疼、畏光的症状会得到缓解，溃疡的病灶缩小。最后一个阶段叫做愈合期，这时外来的入侵者已被击退，但角膜自身只能通过形成瘢痕进行修复，瘢痕本身是白色的，也就是说角膜炎进入瘢痕期被破坏的组织就不再透明，损失的视力也就无法恢复了。仿佛"全身硬化，变成木乃伊"。

★ 得了角膜炎怎么办?

角膜炎如此可怕，如果得了角膜炎，我们应该怎么办呢? 角膜炎的治疗原则是积极控制感染、减轻炎症反应、促进溃疡愈合、减少瘢痕形成。由于导致角膜炎的病因多样，仅感染性角膜炎就包括细菌、病毒、真菌、阿米巴等多种生物，所以医生一般早期会使用对绝大多数病原均有效的抗生素治疗，待检查结果证实病原菌后，再调整成最有效的药物进一步治疗。

患者治疗后，医生要对患者治疗的反应进行跟踪，

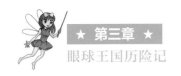

随时调整用药及治疗方案，力争尽快控制病情，保留患者视力。因此作为角膜炎的患者，出现眼红、怕光、眼疼的症状一定马上就医，在医生的指导下按时足量点药，并且一定要按时复查，调整用药，这样才是对自己视力负责的表现。

在考尼尔兵工厂学习了角膜炎的相关知识，我们又要和灵西一起上路了，她接下来要面对的四座污秽大门可是考尼尔的罪恶之源。灵西一行能否通过这四重大门的考验呢？康扎科提作为结膜炎的化身已难以通过，也就是说考尼尔的前哨部队都如此厉害，那么可以预见，之后的旅途一定更加艰险……

突破污秽大门

"我们来看看这四瓶药水，它们颜色不一样，绿、白、红、黄！"斯班德用纤细的触角同时抓起4个瓶子打量着。

而灵西则没有关注药瓶，抬头仔细观察着面前这扇大门。它直蠹云霄，门框布满绿色毛刺状苔藓，门板仿佛被水浸过，鼓起大小不等的水泡，离近一点可以闻到一股恶臭。

"咳咳，好恶心的味道！"灵西后退了几步，"不过这味道好像在哪里闻过？"

"别闻了，百科提瑞亚大门特有的臭味，时间长了会让人晕倒！"斯班德提醒道。

"我知道了！"灵西一拍脑门，"我们之前在康扎科提过的泥潭，简直和这个门的造型一模一样。"

"而且那是百科提瑞亚先遣部队变的，和这道门名字也一样！"蜜

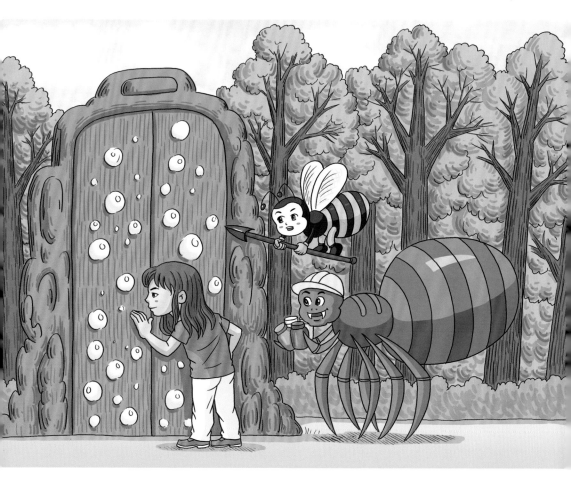

蜂守卫也茅塞顿开。

"用绿色!"灵西、斯班德和蜜蜂均脱口而出。

"你们怎么可能比我先得到答案?"河马还在疑惑。

"因为我们已经经历过一次百科提瑞亚了,那个绿色的怪物我印象太深刻了,满身都是脓包!"灵西手舞足蹈地描述着。

"好吧,那我们就用绿色!先泼一点试试!"河马智者打开绿色的药水,捏着鼻子淋了几滴在大门上。

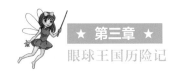

只见沾到药水的水泡立刻被抚平了，臭气也减淡了一些，但是几秒之后又恢复了原状。

"肯定是量太少了！"斯班德夺过药水，全部泼向大门。大门中间随即出现一个大洞，门后的景色瞬间透了出来。

"快跑过去！"灵西见状赶紧吆喝大家通过大门。

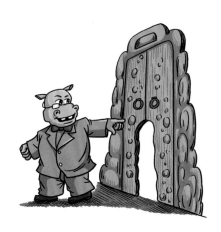

"好像这个洞并没有消失啊？下次可以走得从容一点！"河马智者气喘吁吁地说，手指着身后的百科提瑞亚之门，大门中间的大洞并没有消失。

"好了，过来就好！"斯班德拿着剩下的三瓶药，"第二扇门叫什么名字，河马智者？"

"我先猜一下，应该叫……外瑞斯大门吧？"灵西临门而立，若有所思。

"没错，你怎么知道的？"河马智者关切道。

"你们看，这扇门比刚才那扇矮很多，咱们需要弯着腰才能过去，门框上有那么多白色凸起，和外瑞斯部队那个白色小怪物一模一样，而且门是透明的，门后明显是一口大锅，这不正是让我们晕厥的那个外瑞斯魔咒吗？"灵西的分析条理清晰。大家不住地点头。

"来吧，那我们还是泼上和外瑞斯怪物颜色相同的白色药水吧！"说着，斯班德就把白色药瓶中的液体倒在了门上。只见透明的大门

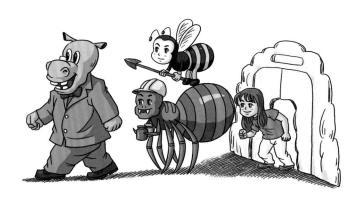

连同后面的大锅一起消失了，一行四人弯着腰穿门而入，度过了第二关。

"下面是第三道门了！方格斯石化门……"河马智者咬着牙，眼中仿佛噙着泪水，"应该是黄色的药水能打开……"

"先别动！"斯班德紧握着手中剩下的两瓶药水，"你这次怎么这么肯定是黄色，之前那两道门你可是一点头绪都没有？"

"快给我，我和你们一样，我也是亲身经历，我的……水晶屋……被方格斯部队变成了石头……他们像蝗虫一样铺天盖地，那天艾瑞斯峡谷都变成了黄色。"河马智者推了推眼镜，长叹一口气，"那两个骗子巫婆，毁了我的水晶屋，我的全部！"

河马智者脸憋得通红，异常激动地讲述着："我被抓住之后，你的姐姐王后跟我进行了很多次长谈，她让我知道了真正的财富不是基于物质的多寡，而是源于精神的富足。作为一个饱读诗书的学者，我希望戴罪立功，把水晶屋升级改造，智能化控制金光大道的光线，让它成为调节眼球王国生态环境的核心。国王和王后将我赦免，让

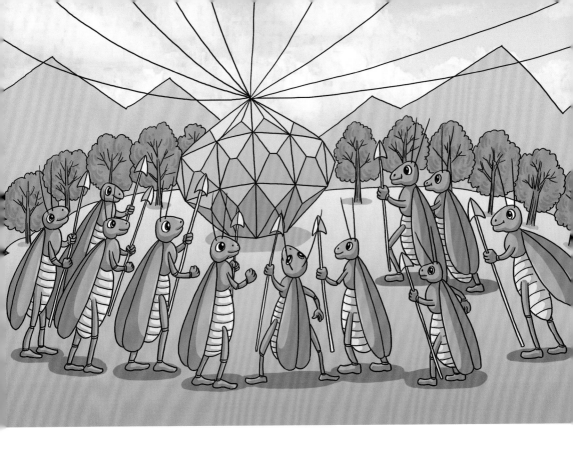

我继续在水晶屋进行研究工作，我夜以继日地钻研，逐渐与世隔绝。但是有一天王后突然亲自造访，说国王被两个巫师蛊惑，要使用巫术将她变成布娃娃才能长生不老。这当然没有科学依据，所以我就听从了王后的旨意，将水晶屋的运行关闭了一天，她说那样金光大道的光线就无法普照眼球王国，巫师的诅咒也就不能应验了。"

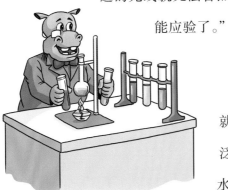

"后来呢？"灵西关切地问。

"水晶屋一关闭，方格斯部队就从四面八方涌来，整个天空都泛着耀眼的黄光，艾瑞斯峡谷和水晶屋都被它们侵蚀石化，我的水

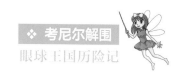

晶屋不到一秒就变成了一块黄白色的怪石，再也不能运行了……"

"那方格斯部队一来，你为什么不重新启动水晶屋呢？"灵西马上提出异议。

"因为那个所谓的王后带我去了麦克乐城堡，我根本回不去，只能眼睁睁地看着水晶屋变成石头……"河马智者不住地摇头，后悔不已。

"所谓的王后？"灵西更加疑惑，"难道姐姐也被骗了？"

"你姐姐那时候已经变成布娃娃了……"河马智者更加激动，"都怪我长时间与外界隔绝，一心一意改造水晶屋，竟然不知道那个巧婆婆会易容术，完全没有怀疑王后的身份，现在想想当时有很多不合理的地方，比如她为什么一个人来？是什么人告诉她诅咒的破解方法的……哎，我糊涂呀！"

"那你怎么没有被坏巫婆抓起来，反而当上了她们的总兵？"灵西异常疑惑。

"因为河马总兵看到王后变身成巧婆婆，水晶屋变成石头，不但没有震惊和反抗，反而开怀大笑，说早就不想被困在水晶屋了，看来坏坏的世界又有希望了！"斯班德舞动着触角，也异常激动，"他真是太镇定了，完全骗过了巫师大人们！"

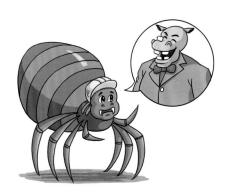

"你怎么知道这些？"河马转身看着斯班德。

"你的行为，表情太逼真了，骗过了麦克乐城堡的所有人，当然也

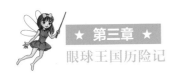

包括在现场当守卫的……我！"斯班德摇摇头，若有所思。

"呵呵，那是当然。我毛遂自荐可以用现代化的技术和理念智能化管理部队，而且我很快就用大数据定位技术找到了一块她们梦寐以求的宝石。"河马智者握起拳头，"我献上这份礼物地位就巩固了。"

"但你后来并没有再找到其他宝石呀！"斯班德略显焦急，"如果我们能得到那些宝石就可以帮……灵西公主了。"

"我会尽力以我所学帮助你们的……我只知道宝石的大概方位，时机成熟会告诉大家的。"河马智者推了推眼镜。

"什么叫时机成熟？你还怀疑我们几个？"斯班德暴躁起来。

"斯班德沉住气，你平时不是这样的，河马智者可能被吓怕了。"蜜蜂守卫拍拍已气得发抖的斯班德工头，"时间会证明我们有多团结的，哈哈，现在疑云都被拨开了，我们先过了方格斯这关吧！"

"快跑过去！"话音刚落，河马智者已经从斯班德手中抢过黄色药水泼在大门上，他拉起一旁的灵西，飞快地穿过方格斯大门。斯班德也在蜜蜂的拉扯下顺利通过。

"哎哎哎，河马智者，不是你说要沉稳一点通过吗？干嘛跑那么

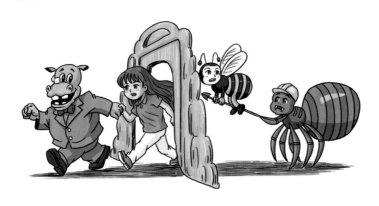

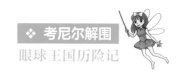

快！"蜜蜂守卫上气不接下气。

"因为方格斯部队非常厉害，我怕不快点门很快会被重新石化。我确实对他们太忌惮了！"河马智者解释道，"他们速度太快了！一秒钟什么都没有了……"

"我看你也是吓破胆了，怎么会关上呢，之前两道门不是都没有关上吗？"斯班德也被蜜蜂扯得仰面朝天，喘着粗气，"你看，哪关上了？"他回头指着刚刚通过的方格斯大门。

"大家快看，门真的关上了！"张灵西吃惊地唤着同伴，"看来，河马智者的胆怯还帮了我们！"

"嗯嗯嗯，这可能是博学者与生俱来的灵感！"河马智者骄傲地挺起了胸。

"那你的灵感怎么没有识破假扮王后的巧婆婆？别自大了！"斯班德反驳道，"怎么会这样，真让你蒙对了？"

"什么叫蒙？这是源于积累和分析！"河马推了推眼镜昂起头。

"好了，顺利通过就行了！"灵西赶紧结束了两人的拌嘴，"我们赶紧去最后一道门吧！"

"阿米巴之门！"斯班德指着前方。那是一道高大规整的白色大门，周围泛着红光，门板像被小虫咬过一样，布满大大小小的孔洞，还有细细的水流从小孔渗出来。

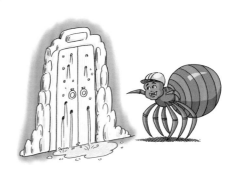

"就剩下红色药水了，赶紧泼过

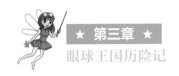

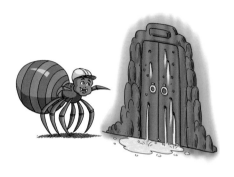

去吧！"灵西对斯班德说，"泼完赶紧跑过去，以防止门再关上。"

"好的！"斯班德将长长的触角高高举起，把仅存的红色药水泼在门上。大家一鼓作气，簇拥着跑了过去。

"这门也没关上哦！这么看来只有方格斯是有时间限制的，还好河马智者当时阴差阳错地带我们跑过去了，不然咱们还真过不去呢！"蜜蜂守卫看着身后还未关闭的大门，庆幸刚才跑过了方格斯大门。

知识宝库五：
四重污秽大门——常见的角膜炎和治疗方法

★ **什么是细菌性角膜炎？**

细菌性角膜炎是由细菌感染引起的角膜炎。病情多较为危重，如果得不到有效治疗，可发生角膜溃疡、穿孔，甚至眼内感染，最终眼球萎缩。引起细菌性角膜炎的危险因素主要是各种原因引起的角膜上皮损伤，主要包括角膜外伤、角膜接触镜等。泪道不通、糖尿病、风湿病、使用污染的眼药水或局部应用糖皮质激素也是主要的危险因素。

与冒着脓疱的百科提瑞亚大门

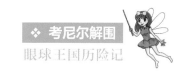
一样，细菌性角膜炎最主要的特点就是化脓。症状主要是眼疼、眼红、怕光、流泪、视力下降、伴有黄色的分泌物。不同的细菌所形成的角膜溃疡具有不同的特点，多为圆或椭圆形，且边界清楚。其中铜绿假单胞菌引起的角膜炎最为凶险。它表现为：角膜中央或旁中央椭圆形溃疡，伴有大量黄绿色脓性渗出物，发展迅速，引起整个角膜的融解和穿孔。

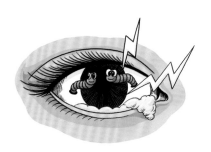

对于细菌性角膜炎，在初始治疗中，应根据临床表现、既往危险因素、常见的最可能的病原体，以及它们对抗生素治疗的敏感性进行选择；然后根据细菌培养及药物敏感试验的结果，选择最有效的治疗方案。局部点眼药水是最好的治疗方法。抗生素点眼最初可每 2 分钟 1 次连续 5 次，然后改为每 30 分钟 1 次。在早期治疗中应避免使用激素，角膜濒临穿孔时更是禁忌。对于药物治疗无效或角膜穿孔的病例需要进行治疗性角膜移植手术。

★ 什么是病毒性角膜炎？

病毒性角膜炎的最常见病原体为单纯疱疹病毒。80% 以上成年人感染过单纯疱疹病毒，原发感染多发生于 6 个月~5 岁的婴幼儿。感染的病毒会潜伏在我们的身体里。此病为最常见的角膜溃疡，且为角膜病的致盲第一名，全世界有超过 1 000 万的单纯疱疹病毒

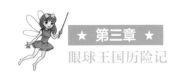
性角膜炎患者。潜伏的病毒平时不会有任何表现，在人抵抗力下降的时候，如感冒时，它就会大量产生，进攻角膜组织，治疗后病情得到控制，未被杀死的病毒就像特务一样，又潜伏下来等待下次机会，再次攻击，因此这个病的特点就是反复发作。由于目前尚无有效控制复发的药物，多次发作后角膜混浊会逐次加重，常最终导致失明。

病毒性角膜炎临床症状主要包括眼疼、眼红、眼磨、流泪、怕光和视物模糊。医生检查可以看到典型的形状像树枝一样的溃疡。

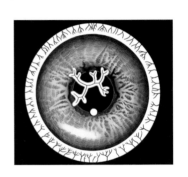

在治疗方面要使用抗病毒眼药水点眼。此外，有学者认为，长期口服阿昔洛韦，持续 1 年，可以明显减少各个类型的单纯疱疹病毒的复发。此外，可以使用糖皮质激素治疗，同时合并使用抗病毒药物。

由于潜伏的病毒很难被完全消灭，因此，增加机体本身的抵抗力及在发病早期及时足量的治疗，是将角膜损害降低到最低的关键。

★ 什么是真菌性角膜炎？

真菌性角膜炎是一种由致病真菌引起的致盲率极高的感染性角膜炎。它在热带和亚热带地区发病率高，像方格斯部队的千军万马一样，有超过 150 种真菌可以引起眼部感染。角膜感染多见于农民或户外工作的人群，

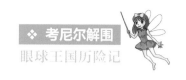

工作环境多潮湿，外伤是最主要的诱因。此外长期使用激素或抗生素造成眼睛表面的菌群失衡、配戴隐形眼镜等也与真菌感染有关。

真菌性角膜炎的患者多有被植物划伤角膜的病史，例如树叶、甘蔗叶、稻草等。与细菌感染不同，真菌性角膜炎起病缓慢，刺激症状轻，在受伤后数日出现角膜溃疡时，眼部症状明显加重，眼疼并伴有视物模糊，抗生素治疗无效。角膜溃疡形态与真菌菌丝的生长方式有关。典型溃疡呈致密的白色或乳白色外观，像牙膏或苔垢一样。真菌性角膜炎病情严重，可引起青光眼、白内障及眼内炎，造成视力不可挽回的损失。

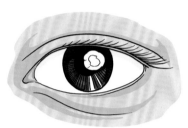

抗真菌药物的使用以眼药水点眼为主，首选那他霉素及两性霉素B。最初治疗应为白天每小时1次，夜间每2小时1次。严重病例可口服抗真菌药。禁止使用激素。

与令河马智者闻风丧胆的方格斯石化部队一样，真菌的致病力非常强大。即使诊断明确，用药及时，但仍有15%~27%的患者病情难以控制，这可能和真菌强劲的毒力、耐药性，以及患者伴发的炎症反应强烈有关，此时需要考虑手术治疗，包括清创术和角膜移植术。本病在病变局限时已得到控制者，可获得较好预后；若出现角膜穿孔或眼内炎，预后则非常差，甚至导致摘除眼球。作为患者，在从事接触植物的劳作时，应注意防护，一旦接触植物损伤，眼部出现怕光、视物模糊的症状需要马上就医，规范化治疗。

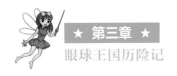
★ 什么是棘阿米巴性角膜炎？

棘阿米巴性角膜炎的病原体是棘阿米巴原虫，是一种严重威胁视力的角膜炎。棘阿米巴的存在方式有 2 种，分别是活动的滋养体和休眠的

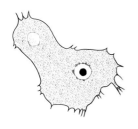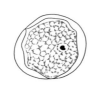

包囊。大多数病例与配戴角膜接触镜，也就是隐形眼镜有关。角膜接触棘阿米巴污染的水源，特别是污染的接触镜或清洗镜片的药液是引起该病最主要的原因。

棘阿米巴性角膜炎多为单眼发病，主要症状有剧烈的眼痛，疼痛的严重程度常与眼部受损的表现不相符合，也就是说患者可能角膜损伤的表现还不是非常严重，但是却异常疼痛，痛苦难忍。

棘阿米巴性角膜炎药物包括洗必泰（氯己定）或聚六亚甲基双胍（PHMB）联合普罗帕脒点眼。治疗周期较长：前 3 日，昼夜每小时 1 次；4~7 日，白天 2 小时、夜间 4 小时 1 次；7~21 日，4 小时 1 次；3 周后减药，可单独或联合，每日 3~4 次，共持续 4 个月左右。

目前角膜接触镜护理液的主要成分均包括洗必泰等消灭棘阿米巴病原的成分，对于隐形眼镜配戴者，配戴时间每日应小于 8 小时。科学研究结果表明，环境危险因素和拙劣的卫生习惯可能导致角膜接触镜使用相关的棘阿米巴性角膜炎的发生，这些错误的习惯包括：没有对隐形眼镜进

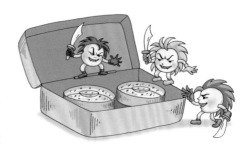

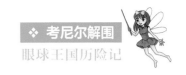

行清洁；重复使用清洁液；污染接触镜的盒子；用自来水冲洗隐形眼镜片；洗热水澡时仍配戴隐形眼镜。因此上述行为一定要杜绝。

为了避免感染的发生，配戴隐形眼镜者应注意戴、摘隐形眼镜前要洗手并淋干（不采用毛巾擦干的方法）；每日清洗、浸泡隐形眼镜，以清除隐形眼镜表面的脂质、蛋白沉积物；要用新鲜的镜片保存液；每3~6个月更换1次；定期到医院检查角膜和结膜；每日化妆的人，应先戴镜后化妆、先摘镜后卸妆，摘镜前一定要洗手；戴镜期间一旦发现眼睛磨疼、怕光、流泪、充血等，应立即将镜片摘下来放在盒内暂时停戴，及时到医院就诊。同时将尚未清洗的镜片及镜盒带上，以便做必要的化验检查。

灵西一行人通过对四扇污秽大门的特征分析，将4瓶药水正确地泼到了对应的大门上，就如同我们对付不同类型的角膜炎也需要不同的眼药水，有针对性地各个击破。虽然历经困难，但灵西终于通过了考尼尔的考验，我们也一起学会了各种角膜炎症的特点和防治方法。接下来，我们将继续前进，向着艾瑞斯峡谷进发。

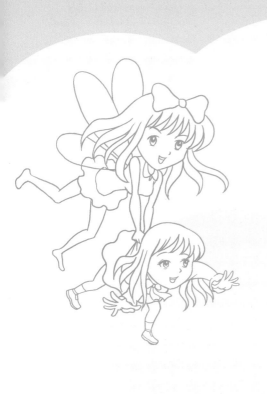

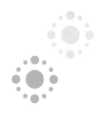

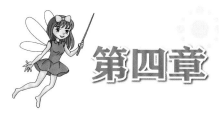

❖ 艾瑞斯峡谷洪水泛滥

"从地图上看，考尼尔兵工厂应该是最难通过的障碍了！"张灵西仔细研读着手中的地图，"这样看来我们很快就能到达麦克乐城堡了。"

"别太乐观了，灵西公主，前面不远的艾瑞斯峡谷已经不是原来那个狭长的运输公路了……"蜜蜂守卫提醒道，"现在这里可是连年洪水泛滥，大坝垒得越来越高，水位涨得越来越快……这样下去……"

"让开！让开！快让开！笨拙的家伙们！"突然间，狭长的道路中间冲出一辆敞篷马车，驾车的精灵奋力挥舞着皮鞭，叫嚣着疾驰而过，卷起一阵阵烟尘。

"哎哎哎！这是什么人啊？"灵西一边掸落飞溅到身上的尘土，一边生气地朝马车消失的方向呼喊着，"这人怎么不看路啊！撞到人怎么办？唉，唉，你在干嘛啊？"

"这个场景似曾相识！""好像昨天才发生一样！""上次灵西公主也是这个反应！""没有没有，上次灵西公主比这次凶多了！""上次可

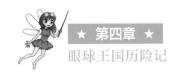
是我拦住生气的灵西公主的，不然她肯定得让精灵监工抓走……"

路旁忽然传来窸窸窣窣的议论声，张灵西定睛一看，只见道路两旁，层层叠叠堆放着许多大小不等的碎石，几排巨大的独角兽一字排开，步履艰辛地搬运着石块。

"这个场景我何尝不是印象深刻啊……"灵西跑到独角兽群身边，"上次来眼球王国你们也是在这里搬石头，怎么现在还没搬完？"

"灵西公主，上次我就告诉你可不能乱发脾气的！"路旁一头年长的独角兽缓缓地说，"那个人是精灵监工，专门负责修大坝的，现在我们每日都在不停地干活，但这次跟上回修路可不一样，虽然监工也是拿着鞭子威胁我们，可我们是自愿搬石头的，如果大坝修不好，洪水漫过来，我们可是第一波被冲走的！"

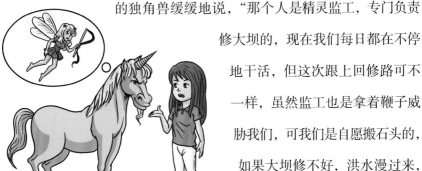

"对啊，灵西公主，你看水又升到警戒水位了！"一头小独角兽抹抹额头的汗水，向前方指去。

"这……还是我曾经来过的艾瑞斯峡谷吗？"张灵西快跑了几步来到大坝前，"我记得之前这里是四面悬崖，透过云雾，可以看到成千上万致密纤细的索条，像辐轮一样，一根根垂钓在高耸的绝壁上，最后都通向水晶屋的。"

"现在悬崖已经不存在了，你可以把原来四面环山的峡谷想象成一个大坑，深深的大坑！"河马智者推推眼镜，解释着，"现在坑里全部

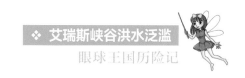

填满了水形成了堰塞湖，最开始只是形成了一个小湖，然后水位越长越高，淹没了下方的平原和耕地……"

"然后又淹没了中间的梯田和茶园！""最后淹没了高处的山地和果林！"独角兽群你一言我一语地补充着。

"看，我的水晶屋！"河马智者义愤填膺地指着堰塞湖中央的一块仅能看见顶部的黄色怪石，"方格斯部队把它变成了如此丑陋的石头，它原来是多么晶莹剔透啊……还有我的纤维索条，早就淹没在这潭死水里了……"

"那水是从哪里来的呢？"灵西好奇地问，"这么多水不会是凭空变来的吧！"

"变来的嘛……可以这么理解，但是也可以说是下雨积存的。"斯班

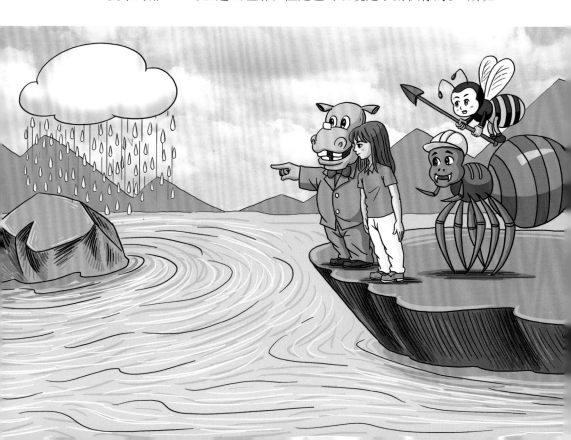

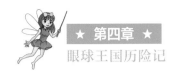

德手舞足蹈地比画着，"汤婆婆可以呼风唤雨，她的法术高强，可以让任意一朵云彩下雨……"

"为了形成所谓的风水宝地，汤婆婆把艾瑞斯峡谷变成了堰塞湖，大坝已经这么高了，她还觉得水量不够，再这样可能要决堤了！"河马智者看着水面已经超过了警戒线，显得忧心忡忡，"哎，不过我觉得决堤了也好，正好冲垮考尼尔兵工厂，让他们片甲不留……"

"她们怎么可能这么愚蠢呢，汤婆婆肯定是要水量恰到好处就停止了，毕竟雨水是她召唤出来的。再说独角兽群不是一直不停地垒大坝吗？"斯班德打断了河马智者的发言。

"我们垒大坝可不是为了保住考尼尔！""我们是为了自己不被冲走！""还有保住我们的家园。""就是，为了保住眼球王国！"独角兽群议论纷纷。

"我也是这个意思，你们理解错了，我也是说为了眼球王国啊！"斯班德感觉自己说错了话，赶紧解释道。

"这些都不重要，最重要的是我们现在要如何过去？"张灵西的问题令所有人都陷入了沉思……

"又下雨了，感觉大坝承受的压力太大了……"天空又暴雨如注，老独角兽焦急地说，"我们赶紧搬石头加固一下吧，这个汤婆婆真是太过分了……"

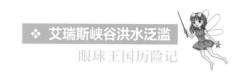

知识宝库六：

汹涌的洪水——青光眼是什么？

在汤婆婆的妖术下，原本深不见底的艾瑞斯峡谷变成了洪水泛滥的堰塞湖。对我们的眼睛来说，也有一种疾病骤如暴雨倾盆，缓如细雨绵绵，却最终像无法排泄的洪水一般，将眼球变成了"堰塞湖"，让我们的眼球承受着巨大的压力，视神经损伤无法恢复，甚至失明。这就是视力的隐形杀手之一——青光眼。

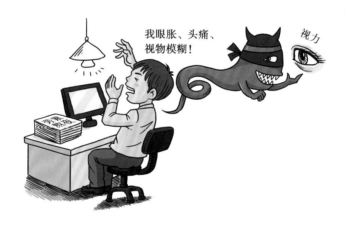

★ **什么是眼压？**

说到青光眼，我们首先要了解什么是眼压。顾名思义，眼压就是眼球内的压力。我们刚进入眼球王国的时候已经学习了眼内的房水是维持眼压的重要物质。它由睫状体分泌，处于动态循环之中。大部分产生后经过瞳孔，由后房到达前房，然后从虹膜与巩膜形成的夹角，也就是前房角处排出，进入血液循环。前房角处的组织有许多细小孔洞，称为

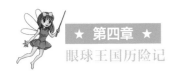

小梁网，就像下水道一样允许房水通过。这一外流的途径是依赖压力的，即压力越高排出越多。此外还有少部分房水从葡萄膜经巩膜排出或者经虹膜表面吸收，这一排出途径与压力无关。如果房水循环通道

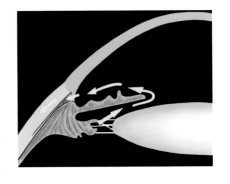

的任意部位受阻，房水就不能顺利排出，淤积在眼内就像眼球王国泛滥的洪水一样，导致山谷里的水越聚越多，最后形成堰塞湖，眼压不断增高。正常人的眼压不会一成不变，通常为 10~21mmHg，双眼差异应该小于 5mmHg，昼夜差异应小于 8mmHg。

★ 为什么会得青光眼？

青光眼是一组疾病，它是一组以眼压增高，导致视神经损害，影响视觉功能的眼病。也就是说，在某些不良因素的作用下，如果眼压超过了眼球内组织所能承受的限度，将损害眼球内各组织，包括角膜、虹膜、晶状体，特别是视神经。就像艾瑞斯峡谷的洪水，最开始只是形成了一个小湖，然后水位越涨越高，淹没了下方的平原和耕地，然后又淹没了中间的梯田和茶园，最后淹没了高处的山地和果林。青光眼的损害也是逐渐进展的，最典型的表现是视野的特征性缺损、缩小，即我们看到的范围会逐渐缩小，如果不及时采取措施治疗，视野可全部丧失，最终导致失明。青光眼的视野损害和失明，就目前的医疗手段来说，是无法进行逆转的，所以该病的早期诊断和及时有效的治疗是维护视力的关键。

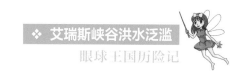

青光眼发病机制复杂，房水循环上的每一个环节异常，都可能导致病变。

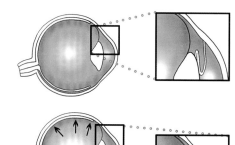

因此，不同类型的青光眼发病的急缓、眼部的表现，抑或治疗的方法也存在较大的差异。

在接下来的冒险中，灵西将面对艾瑞斯峡谷的洪水，而我们也将面对不同类型的青光眼，大家能否在纷乱中找到正确的解决之道呢？让我们拭目以待。

治水建功

"雨太大了，灵西公主，离大坝远一点，太危险了！我们赶紧找个地方避一避，别再生病了，我们还指望着你呢！"斯班德工头把站在水坝边缘，企图帮助独角兽群搬运石头的灵西拽到了一边。

"我觉得艾瑞斯峡谷好像少了什么？总觉得哪里和上次不太一样？"张灵西摸摸下巴，好像在努力回忆着什么。

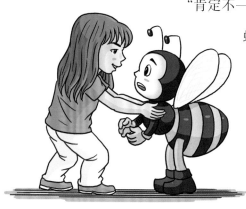

"肯定不一样啊！整个眼球王国都变了！"蜜蜂守卫拍拍灵西，泪水在眼眶里打着转儿，"悬崖都变成汪洋了，我守护了那么久的艾瑞斯早就面目全非了……"

"对，就是你，蜜蜂守卫！"灵西激动地抓着蜜蜂守卫的双

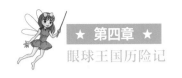
肩，"我想起来了！你原来守卫的地方，通过艾瑞斯峡谷的必经之路，那扇棕色的天鹅绒大门呢？"

"你是说……琥珀之门？"蜜蜂守卫挥一挥长枪，"早就废弃了，自从国王下令在西方建立起考尼尔的污秽大门，原来的琥珀之门就失去了作用，百科提瑞亚、外瑞斯那些部队，根本不可能排队通过视力测试再穿越大门，它们进入考尼尔的第一日就因为嫌麻烦把琥珀之门砸坏了……"

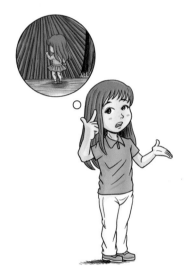

"可我记得琥珀之门是一个贯通天地的棕色屏障啊！"灵西唤醒了之前的记忆，"怎么可能一砸就坏呢？而且我上次来的时候也想把它砸坏过去，但是那扇门软软的，像天鹅绒一般，根本撕不烂呀？"

"别忘了她们还有那只方格斯石化部队！"河马智者加入了讨论，"哼哼，她们先把琥珀之门变成了石头……都是石头啊！然后百科提瑞亚和外瑞斯的士兵再把琥珀之门……不对，是琥珀石门的中心小孔砸成了一个大洞！这样它们就能出入自由了，哎……生态环境就是这样一步一步被破坏的！"

"看，刚才我们穿过的那个山洞就是原来的琥珀之门！"蜜蜂守卫回身指着不远处，"不过，你那么关心琥珀之门干什么，灵西公主？"

"这个吗……大家看，眼球王国是一座飘在海上的孤岛，北边和南边都是眼球王国的入海口，西边和东边的平原则是人们生活的区域。"

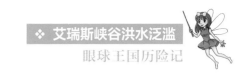

灵西拿着地图为大家讲解自己的设想，"现在东流的洪水已经被汤婆婆变出的火海拦住了，如果西边也有一道通天的屏障挡住洪水，那么一旦洪水决堤，水流就只能顺势从没有设防的南北两个方向灌入大海了，这样眼球王国的生灵们不就逃过一劫了吗？"

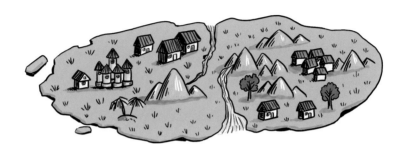

"伟大的设想！"河马智者听后不住地点头，"那道屏障就是琥珀之门啦！可是得想想怎么恢复它的功能……对付方格斯部队的杰作，难度可是太大了。"

"那我们先去琥珀之门那里看看吧！"蜜蜂也来了精神，"这个地方我熟悉！"

转眼间，一行人来到了琥珀之门的遗迹。原来那道直贯云霄的棕色屏障已经变成了低矮的山洞。张灵西走上前去摸了摸石壁，稀松的石砾便纷纷滚落下来。

"看看这里有没有什么机关！"蜜蜂守卫也飞到高处仔细观察着。

"机关？对了，'艾瑞斯自动门闩'！"灵西赶紧核对了一下地图，"自动门闩还在大门的两个侧翼。"说着，她疯狂地朝大门其中一个侧面冲了过去。

"快看！它还在！"灵西来了个急停，气喘吁吁地站在了一个巨大的扇形装置面前。这架机械结构十分精密，只见钢铁制成的锁扣式发条一端固定于"琥珀之门"，随机层层叠叠展开成无数致密条索，若贝壳状。最后收结在另一端汇成状似妆面镜的荧光屏。

"门闩还可以启动吗？"灵西望着蜜蜂守卫，但没有得到回应。

"好，那我试试！"灵西赶紧用手按了一下荧幕。屏幕上立刻出现几排"E"字，随即快速闪烁了几秒，转换成一串阿拉伯数字。

"大家快看，自动门锁还是正常运行的！"灵西激动地说，"我记得这个门是专供旅客通行的，开始看屏幕的'E'字，系统就会自动读取视力。然后在屏幕上选的第一个数是年龄，第二个是视力。没错吧？"这次蜜蜂守卫给了肯定的回答。

张灵西赶紧站好，眼睛盯住屏幕，好让系统准确读出她的视力，然后依次按下代表年龄的数字"12"，和代表视力的数字"1.5"。操作完毕后，大家都紧张地等待着琥珀之门的反应。只见屏幕立即出现一个大大的对勾，随后伴着一阵"轰隆隆"的巨响。

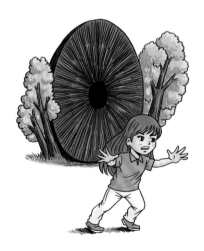

"大家快散开，离山洞远一点，上次启动门闩也是这个效果，琥珀之门应该会复原开启吧！"张灵西招呼着已经看呆的人群，怕即将散落的石块伤到大家。

但是巨响过后，山洞并没有变化，而是在显示屏上出现了继续操作的提示。

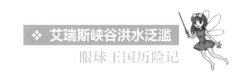

"快看，那上面写了什么？"斯班德挥舞着触角指点屏幕。

"运行故障，请放入金宝石重新启动琥珀之门……"灵西念着屏幕上的提示，疑惑不已，"金宝石？"

"难道是……那五块宝石中的一块？"众人异口同声。

"看来还是没办法了！金宝石还没有找到……"斯班德沮丧地说。

"这个孔应该能放上金宝石复原大门吧？"河马智者抚摸着屏幕中央出现的钻石型凹陷，"看来宝石真就是这么大。"

"你别说这些没用的了，河马总兵！"斯班德又急躁起来，"难道你见过金宝石？难道你现在能找到金宝石？难道你能解开这道难题吗……"

河马推了推眼镜，并没有理会斯班德的喋喋不休，转身握住张灵西的手放到屏幕前。灵西只觉得从河马智者手里传递过来一个鸽蛋大小、棱角分明的物体，还未及观看，自己的手连同那不明物已经被按在了金宝石的卡座上。

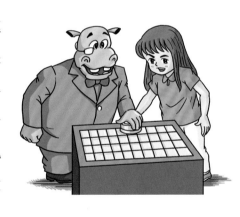

"这是……金宝石！"灵西瞪大眼睛看着面带浅笑的河马智者。话音未落，轰鸣大作。只见数道金光从自动门闩处放射而出，均匀地照在琥珀之门上。

"山崩了，快跑过这个山洞！"河马智者指挥着大家，独角兽载着张灵西冲向山洞的西边。

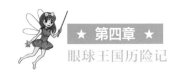
"小心碎石！"蜜蜂守卫一跃飞起，挥舞着长枪抵挡滚落的石块。

伴随着独角兽群狂奔引发的巨响，以及山崩地裂般的山体滑坡，一行人手忙脚乱地冲到了洞口西面的平原上。再回首，震耳欲聋的轰鸣声已变成细碎的落石敲击地面的音响。再看那琥珀之门，放射状的骨架重新呈现，一道金光从中央的小孔照射而来，将周围棕色的天鹅绒质大门映衬得格外耀眼。

"快看，琥珀之门恢复原状了！"灵西兴奋地冲了上去，使劲拍打着大门，棕色的飞絮瞬间腾起，散落到她的头上、脸上和身上。不过这次她很开心地享受着这个过程。

"快看，大坝决堤了！"独角兽群突然慌乱起来。"水越涨越高，要

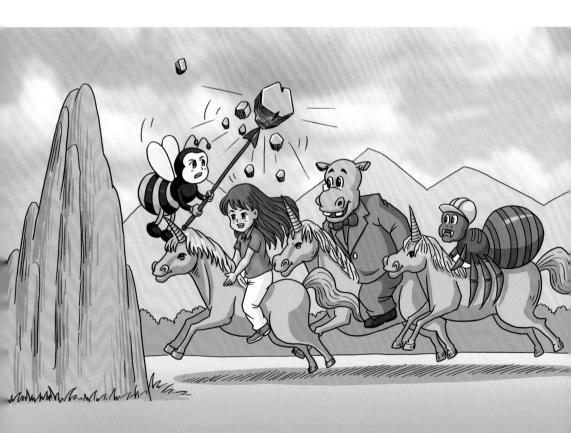

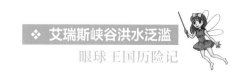

漫过来了！""琥珀之门中间那个小孔要是漏水怎么办？""对啊，那个孔怎么办？""蜜蜂守卫可以飞上去搬个石头堵上吗？"

"我去看看！"蜜蜂守卫飞上了天空，"不行啊，这个孔摸起来软软的，根本承受不了一块石头的重量。不过还好它位置比较高！"

"那也得想想办法啊……"灵西万分焦急。汹涌的洪水拍打着琥珀之门，一次比一次剧烈，耳中充斥着潮落后振聋发聩的巨浪声。

"洪水要把自动门闩淹没了！"蜜蜂无计可施，无奈地在空中盘旋。

"金宝石还在上面呢！"斯班德显得十分急躁，不由分说向宝石处爬去，"我得去把它拿回来！"

"那里太危险了！快站住！斯班德工头……"灵西跑过去拉住他，"还有时间，我们再想想办法！"

"先得拿回宝石啊！"斯班德挣脱了灵西的双手，继续向宝石爬行，"来不及了，水漫过去了……"话音未落，只见洪峰已将金宝石吞没，斯班德待在原地懊恼地捶打着地面。

但只一瞬间，水下发射出一道道金光，顺着层层波涛四散而去，掠过之处立刻风平浪静。

"太美啦！水面变成了金色！""还有粼粼的波光！""看！南方和北方的堤坝被洪水冲垮了！""不是吧，是被金光打穿了！看光会聚的地方有个大洞！""哇，洪水都顺势流到大海里了！"独角兽群你一言我一语，赞叹着眼前的壮观场面。

"哈哈，这就叫黄河之水天上来，奔流到海不复回！"河马智者喜笑颜开，推开一旁的斯班德，移动到了艾瑞斯自动门闩附近的入海口，

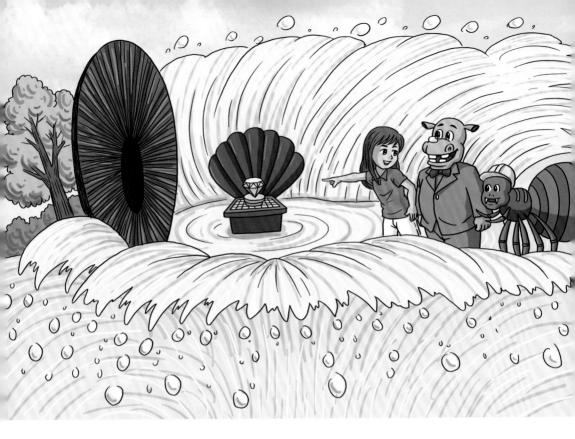

"看，洪水入海了，我的辐条索道又重现于世了！"只见洪水退去后，成千上万致密纤细的索条，又如辐轮一般排布于山间。

"太好了，我们又过了一关！"张灵西招呼着为眼前奇景惊叹的同伴们，"可以继续向麦克乐城堡进发了！"

知识宝库七：
金宝石泄洪奇景——青光眼的分类及治疗

灵西成功地引流山洪入海，还见到了金宝石的真容，真是可喜可贺。但对于眼睛中的洪水猛兽——青光眼来说，可不是打个洞就可以解决问题的。在治疗青光眼，挽救视力之前，我们要诊断出它的基本类

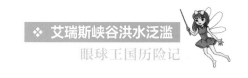

型，才能有的放矢，利用眼科医生手中的三大法宝——药物、激光、手术，将其奋勇击退。

★ 什么是闭角型青光眼？

闭角型青光眼就是我们通常所说的青光眼，由于它疼痛症状明显，发病率高，因此被大家熟悉。但其实这类青光眼目前病因尚不明确。表现为房角突然或逐渐地关闭，周边虹膜阻塞小梁网使房水排出受阻，眼压急骤或进行性升高。此类患者多具有眼轴短、前房浅、晶状体厚、晶状体相对位置靠前的眼部解剖特征。闭角型青光眼是典型的身心疾病，其发生往往与剧烈的情绪变化有关。

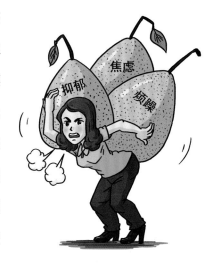

急性闭角型青光眼，多发生于 40 岁以上妇女。情绪激动、长时间在暗环境工作、近距离阅读、气候变化、季节交替等都可能成为发病的

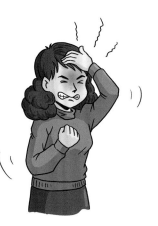

诱因。双眼疾病，多数为先后发病。急性发作时，由于眼压急剧升高，多大于 40mmHg，房角关闭，表现为剧烈眼痛、眼眶痛、同侧偏头痛，伴明显的视力下降，常合并恶心、呕吐等全身症状。

该病存在头痛、恶心等症状，可能与胃肠道疾病、颅脑疾患或偏头痛等内科疾病混淆，

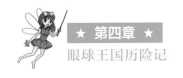

有青光眼家族史和既往存在情绪激动后的鼻根酸痛、视物模糊等症状的人，一定要同时进行眼科检查。

急性发作期的青光眼属于眼科急诊，应该争分夺秒给予恰当的治疗。此外，不应忽视对侧眼的治疗，应尽早做预防性治疗。药物治疗是希望尽快控制眼压，为激光或手术治疗创造条件。

药物治疗首先静脉输液使用甘露醇等脱水药。此外，尽快足量使用降眼压眼药水，常用的有毛果芸香碱、卡替洛尔等。患者仰卧位，进行眼球按摩。用药2小时后重新测量眼压。如果眼压没有下降，有条件者可行氩激光周边虹膜成形术，或行前房穿刺术，或急诊由有经验的青光眼专业医生进行青光眼滤过手术等。

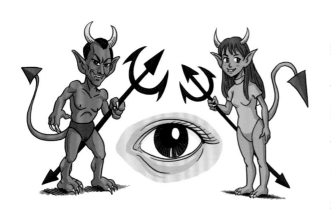

如果说急性闭角型青光眼是一个脾气火爆的杀手，那慢性闭角型青光眼则温和许多。它的发病没有明显的性别差异。具有与急性闭角型青光眼相似的眼部解剖特点，因房角粘连是由点到面逐步发展的，故小梁网的损害也是逐渐发生的，眼压亦是逐步升高的。

慢性闭角型青光眼约2/3以上的人在紧张、疲劳、近距离阅读等诱因作用下，曾出现一过性视物模糊、眼部不适等症状，休息或睡眠后可以自行缓解。随着疾病的进展，发作时间越来越长，间隔时间越来越

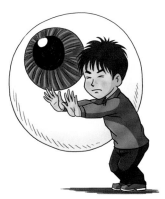

短。因此，虽然慢性闭角型青光眼没有急性者头痛欲裂、恶心呕吐等极度痛苦的表现，但是，由于缺少了如此强烈的警报作用，慢性患者的视神经损伤往往更加严重，对视野及视功能的影响也更大。

对慢性闭角型青光眼早期病例可手术或行激光周边虹膜切除术，使房水顺利引流。术后根据眼压情况可局部联合使用抗青光眼药物治疗。如果激光联合局部药物治疗后依旧不能有效控制眼压，则可考虑行青光眼滤过性手术。

★ 什么是开角型青光眼？

开角型青光眼房角是开放的，是一种慢性发展的视神经病变，伴有典型的视神经凹陷、萎缩及视野缺损，眼压升高主要源于小梁网房水排出阻力的增加。本病发病隐匿，进展缓慢，故不易察觉。除少数患者在眼压升高时有眼胀和视物模糊外，大多数患者无任何症状。是名副其实的隐形杀手。

除眼压增高大于 21mmHg 外，眼底改变是诊断开角型青光眼的重要标准之一，且眼底改变多发生在视野缺损之前。因此定期的眼底检查是及早发现病症的有效方法之一。视野缺损则是诊断和评估病情的重要指标。

特征性的青光眼性视野缺损包括旁中心暗点、鼻侧阶梯、弓形暗点、环形暗点，以及晚期的管状视野和颞侧视岛等。这多需要专业眼科医生进行判断。

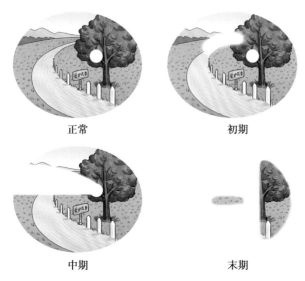

正常	初期
中期	末期

　　原发性开角型青光眼的治疗目的是尽量降低眼压，阻止或延缓视神经损害。何时开始治疗取决于眼压升高程度、视神经损害程度及进展速度等。眼压应降至目标眼压，即眼压降至该水平后青光眼的病情将不会继续进展。传统的治疗方案是先用药物治疗，无法控制时可以采用激光治疗，或直接实施手术治疗。

★ 青光眼常用的药物有哪些？

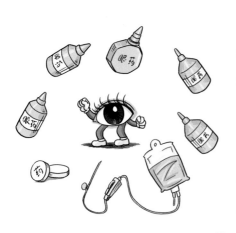

　　对于多数青光眼患者，特别是开角型青光眼患者来说，药物治疗仍然是最有效的治疗方法。目前临床常用的抗青光眼药物有：

　　1. 前列腺素类药物　每日使用1次能持续恒定降低眼压，降压效果好，几乎没有全身副作用，

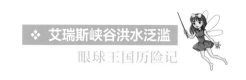

可作为首选用药。常用的有：拉坦前列素、曲伏前列素、比马前列胺等。用法为每日 1 次。局部副作用有：结膜充血、虹膜颜色加深、促睫毛生长、前葡萄膜炎或黄斑囊样水肿。禁用于葡萄膜炎、黄斑囊样水肿及孕妇。

2. β-肾上腺素能受体阻滞剂　降眼压机制是减少房水生成。常用的有马来酸噻吗洛尔、卡替洛尔等。用法为每日 2 次。对下列患者应慎用，如哮喘、慢性阻塞性肺疾病、心脏传导阻滞、充血性心衰、虚弱、重症肌无力。

3. 局部用碳酸酐酶抑制剂　国内常用的是布林佐胺，降眼压机制是减少房水生成。用法：每日 2 次。常见的副作用有轻度眼部不适、味觉异常、口苦等。对磺胺类药物过敏者禁用。

4. α$_2$肾上腺素能受体激动剂　国内常用的是酒石酸溴莫尼定，降眼压机制是减少房水生成，增加葡萄膜巩膜外流。并有视神经保护作用。用法：每日 2~3 次。常见副作用有过敏、烧灼感、口鼻黏膜干燥、疲劳、嗜睡等。

5. 缩瞳剂　临床最常用的是毛果芸香碱滴眼液。用法：每日 2~4 次，一般从低浓度开始，按眼压需要可升到高浓度。常见副作用有：调节性近视、眼眶疼、头痛，多见于 40 岁以下的年轻人和核性白内障患者。

6. 全身用碳酸酐酶抑制剂　降压机制是减少房水生成。常用的是醋甲唑胺片剂。有肾结石、磺胺药物过敏者禁用。常见副作用有疲劳、恶心、感觉异常、电解质紊乱、尿路结石、性格改变、抑郁及少见而严

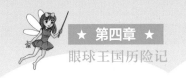
重的血恶液质（再生障碍性贫血、白细胞减少、骨髓抑制等）。为避免长期使用出现全身副作用，碳酸酐酶抑制剂多为短时间使用。

7. 高渗剂　一般用于暂时控制高眼压，不用于慢性高眼压的长期治疗。常用的有 20% 甘露醇等。

我们在这里介绍了青光眼的两个当家杀手——闭角型青光眼和开角型青光眼，而且为它们量身制订了治疗方案，对于琳琅满目的青光眼药物，我们也有了一定的了解，相信大家在面对青光眼这个魔鬼的时候就更有信心了。

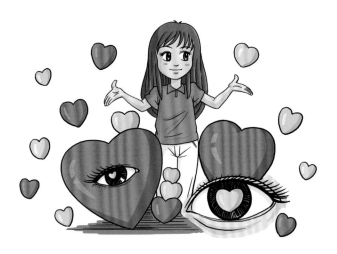

但是青光眼的病因复杂，这就需要我们在出现青光眼症状的时候及时就医，通过详细的检查抓到真凶，与医生共同努力，排除障碍，使眼压恢复正常；同时按时复诊，判断病情的控制情况并及时调整用药或接受手术，让青光眼这个隐形杀手无处遁形。还有一点特别重要，就是青光眼是个身心疾病，与情绪和心情关系密切，而中年女性是青光眼高发人群，所以作为孩子的我们应该多为妈妈着想，尽量不增加她的心理负担。

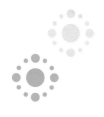

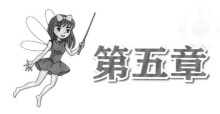

❖ 石头水晶屋

"你们就在艾瑞斯峡谷歇歇吧！我们顺着辐条过去就行了！"张灵西挥挥手告别了独角兽群，招呼起同伴们，"哎，河马智者，斯班德工头，你们别站在入海口欣赏美景了，快来索道这边吧！"

"好的，灵西公主，等我把金宝石收起来就出发！"斯班德用纤长的触角拍拍横在面前的河马智者，"让我过去收一下金宝石！"

"金宝石还是我收着比较合适吧！"河马转过身敲了一下蜘蛛的头，"别忘了，这可是我拿出来的！"

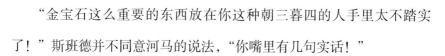

"金宝石这么重要的东西放在你这种朝三暮四的人手里太不踏实了！"斯班德并不同意河马的说法，"你嘴里有几句实话！"

"好了，你们别吵了，我看就放在灵西公主手里吧！这样大家都放

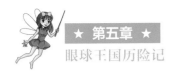

心了！"蜜蜂守卫提议道。

"我看可以！"河马智者推了推眼镜，微笑着看着张灵西，"放你那里我放心！"

"那……我也同意！"斯班德工头恶狠狠地盯着河马智者，"你可别耍什么花样！"

于是两人一起捧着依旧璀璨的金宝石来到张灵西面前。

"那就放我身上！"灵西接受了三人的一致意见，"大家都有共同的目标，不要再吵嘴啦！"

"河马智者，您这个金宝石是从哪里得来的？"灵西对宝石的出处深感好奇。

"就是，大家一起渡过了那么多难关，你怎么一直不告诉我们你有一块宝石呀？"蜜蜂守卫也凑上前询问。

"你手里还有别的宝石吗？不然怎么这么痛快就交出两块！"斯班德还是对河马智者耿耿于怀，"你讲讲宝石是怎么来的？"

"是啊，河马智者，您之前不是还交给那两个巫婆一块宝石吗？加上这块金宝石，五块宝石你有两块。肯定有什么寻宝秘籍吧？"灵西接过话茬。

"没有什么秘籍，都是机缘巧合找到的！"河马智者又推了推眼镜，"交给巫婆的宝石本来就是水晶屋的核心部件之一，我很多年前就发现了它的神奇力量，可以涵养水土，调节生态，我想它应该是所谓的'木'宝石吧！所以我一直以此为基础进行研究，不断改造水晶屋。那次跟假王后进麦克乐城堡之前，我就将宝石随身携带，后面的事情你们

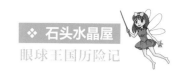

就知道了。"

"原来如此，那这个金宝石是怎么得来的呢？"灵西继续追问。

"这个嘛，是我来考尼尔当总兵的时候发现的！"河马智者绘声绘色地讲述着，"巫婆们要动工修建考尼尔的污秽大门，就要先把原来折射金光大道光线的考尼尔透明区的工程建筑全部拆掉，在几大部队进行拆除的时候，我发现透明区中有一道金光无论什么时间都射向麦克乐城堡，甚至在我们把建筑推倒之后，废墟中还是有一道金光准确无误地射到城堡的尖顶上。于是我运用自己渊博的知识和卓越的计算能力，推算出金光发射的点位，趁夜深人静的时候在废墟中找到了这颗金宝石。它原来就是考尼尔透明工程的核心调控芯片。这是只有我这样的智者才能企及的重大发现！"

"我怎么觉得不用计算，你晚上直接顺着金光也能找到光源的位置啊！"斯班德甩甩头不屑地说，"这好像并不能证明你有智慧，而只能证明你身边那几大部队没有脑子吧……"

"随你怎么说，反正找到两块宝石足可以巩固我眼球王国第一智者的地位了！"河马智者昂起头，骄傲地说。

"嗯，您当然是智者无疑，现在我们手里有一块宝石，那两个巫婆就不能完成她们的'宝石美梦'啦！"灵西咧着嘴，高兴地说。

"别高兴得太早啊，现在水晶屋可还是块石头！"斯班德指着辐条

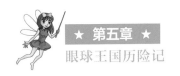
聚集处的黄色怪石，"没有水晶

屋的调节，恐怕金光大道还是

无法开启！"

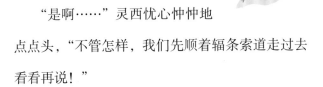

"是啊……"灵西忧心忡忡地

点点头，"不管怎样，我们先顺着辐条索道走过去

看看再说！"

"我看还是爬过去吧！"斯班德挥舞着八条触角，"虽然现在辐条

改造得比以前宽了不少，但是走到中央风太大了，容易被吹下去。还

是爬过去安全！"

"你刚才那厉害的样子呢？"河马智者瞥了斯班德一眼，嘲笑道，

"我看你们就在悬崖边歇着吧，我自己过去看看就好，虽然它现在是块

石头，但毕竟那是我的家！"

知识宝库八：
混浊的水晶屋——白内障是什么？

令河马智者心心念念的水晶屋其实就是我们眼睛里的晶状体。晶
状体也如水晶屋一般是晶莹透明的，这样光线才能顺利通过，到达脑
内形成视觉。如果透明的晶状体像被攻击后的水晶屋一样变成了不透
明的石头，那后果可想而知，我们的视力一定会受到影响。下面我们
就来学习一下耳熟能详的白内障是怎样形成的吧。

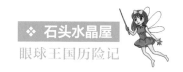

★ 为什么会得白内障？

晶状体内的任何混浊均可以称为
白内障。但是从功能方面考虑，世界
卫生组织对于晶状体混浊导致矫正视
力低于 0.5 者，才诊断为白内障。

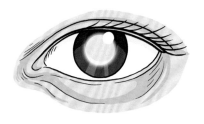

白内障的发病机制复杂。研究指出，紫外线照射、糖尿病、高血
压、心血管疾病、外伤、吸烟和饮酒等均与白内障的形成有关。按原
因可以将白内障分为年龄相关性白内障、代谢性白内障、外伤性白内
障、先天性白内障等多种类型。

★ 白内障有哪些表现？

白内障最主要的表现就是视物模糊、视力下降。其视力障碍与晶
状体的混浊程度及位置有关。晶状体后部接近屈光系统的光线通过点，
此处发生轻度的混浊也可以明显影响视力。晶状体混浊的患者进入暗

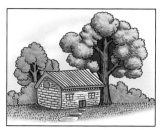
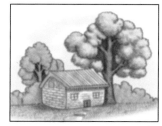
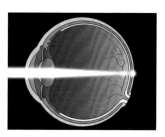
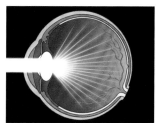

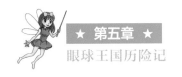
环境后，由于瞳孔散大，进入眼内的光线增多，视力可以得到提高。白内障的患者还会出现眼前固定不动的黑点，这些黑点在强光下更加明显。此外，单眼多视，也就是一只眼看东西重影也是白内障的典型表现。这些症状是由于晶状体蛋白混浊所造成的不规则屈光状态所致。

对于年龄相关性白内障，晶状体吸收水分后，屈光力会增加，变为近视，使原有老视减轻。也有患者会出现飞蚊症，但与玻璃体混浊引起的飞蚊症不同，当眼球固定不动时，白内障所引起的眼前黑影也是固定不动的。

★ 得了白内障怎么办？

我们目前所熟知的老年人罹患的白内障多指年龄相关性白内障。它是白内障中最常见的类型，多见于 50 岁以上的中老年人，随着年龄的增加，发病率逐渐增加，80 岁以上的老人，患病率为 100%。这源于晶状体的正常老化过程，就像人老了会长白头发一样，白内障的发生也是难以避免的。因此我们要正视白内障这一疾病。

目前尚不存在疗效肯定的药物可以用来治疗白内障，因此临床上并无医生推荐的白内障治疗性药物。手术治疗是唯一切实有效治疗白内障的方法。当白内障的症状引起生活质量降低时，临床上通常在矫正视力 0.3 以下，或根据个人工作、生活的视力要求，白内障患者可选择及早进行手术治疗。经过几

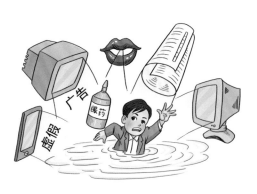

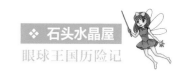

十年的发展，特别是伴随着人工晶状体制作和植入技术的完善，白内障超声乳化联合人工晶状体植入术已经成为成熟的白内障治疗方法。

再访水晶屋

"大鸟！"河马智者向天空高呼。抬头便看到蓝色的大鸟已扑扇着翅膀盘旋于头顶。

"大鸟可以带我一起去水晶屋吗？"灵西抬起手，眯着眼睛抵挡着大鸟振翅带来的风暴。

"呵呵，想去的就上车！"正说着，河马智者一跃跳上了鸟背。灵西也想跳上去，但大鸟不情愿地抖抖肩，她就滑落到地下。大鸟顺势用利爪抓住灵西腾空而起。

"我也去！"斯班德见状张开触角，奋力一跃抓住了大鸟的小腿，也一起飞上了天空。蜜蜂守卫紧随其后，一起飞向水晶屋。

彻骨的寒风吹得灵西睁不开眼睛："我每次都觉得会被大鸟吃掉！"。

斯班德的触角在风中不停地撞击着灵西的额头："不好意思，我控制不住我的脚啦，不过，这次不用害怕了，毕竟已经坐过这种'敞篷飞机'了。"

不一会儿就来到了水晶屋的正上方。河马智者一跃而下，准确地站在了水晶屋的顶端，虽然它现在只是一块黄白色的怪石。随后，灵西、斯班德和蜜蜂守卫也相继跳到了石头上。

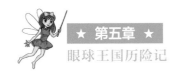
"这石头摸起来脆脆的……"灵西马上开始了调查，"上面还有很多小孔。"

"还是空心的？"斯班德纤长的触角不小心滑入了小孔，他赶紧拔了出来。

"那我看看里面是什么情况？"灵西脸贴在地上，从斯班德掉落的小孔看向水晶屋的内部，"快来看，河马智者，这石头只是外壳，里面的陈设都完好无损呢！"

"真的吗？我来看看……"河马智者激动地跑过来，肥胖的身体将灵西拱到一边，"太好了，我的设备还在，核心部件也在。"

"我们看看能不能把这个石头外壳打破！"灵西说着用力捶了捶地

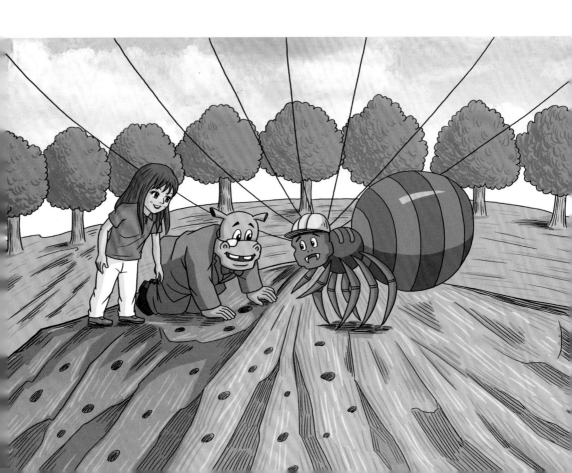

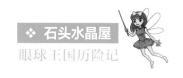

面，但脆脆的地面只扬起了一层污浊的灰尘，并没有什么改变。

"这是方格斯部队的杰作！他们的菌丝可不是普通的石头！"斯班德扬起两条触角，象征性地敲了敲地面。

"你刚才说什么？方格斯部队的菌丝……"河马智者推了推眼镜，"我有办法了！"

"什么办法？"大家都焦急地看着河马智者。

"你们记得艾瑞斯峡谷的洪水是怎么冲进大海的吗？方格斯部队当时不止袭击了水晶屋，整个艾瑞斯峡谷可都是被它们石化的！"河马智者眼中闪烁着激动的泪光。

"我知道了！"灵西抢先回答，"是金宝石射出的金光，我看见金光射穿了南北的石堤，洪水才倾泻而出的，那金光肯定可以摧毁水晶屋的石头壳！"

"有道理，我当时也看得清清楚楚，但是怎样才能让金光射到水晶屋呢？"蜜蜂守卫托着腮又陷入沉思。

"我的辐条索道可以改变方向把光折射过来，而且调节它们的旋转角度并不需要启动核心部件，我只要进到水晶屋里手动转位，一分钟就能完成！"河马智者信心满满，"灵西公主，你现在回到艾瑞斯自动门闩那里像上次一样，把金宝石启动，我的水晶屋就有救了！"

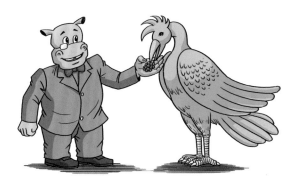

"大鸟！"河马智者一

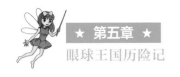
声招呼，大鸟就抓起灵西飞向空中。

"来补充点能量吧！大鸟！"河马智者爱抚地摸了摸大鸟的头，让大鸟啄食他手中的食物，"吃饱了快去执行任务吧！马上又能看到我们的水晶屋了！"

"等一下！"斯班德顺势也跳起来抓住大鸟一起腾上天空。

"河马智者！等一等，咱们应该先商量一下，你要怎么进到水晶屋里呢？"灵西挣扎着想下来，"大鸟，先放我下来！"

"哈哈，你就放心听我的吧！我早有准备！"河马智者向已经飞上天空的灵西挥挥手，掏出一个黄色的瓶子。

"这……不是过方格斯石化门时泼的解药吗？"斯班德定睛一看，吃惊地张大了嘴巴，"那个时候……只有这道门重新关上了……"

"没错，我留了半瓶！足够我跳进去了！"河马智者边说边把黄色的药水倒在水晶屋的顶上，"灵西公主，就看你的了！"

"你这个河马，不值得信任！"斯班德声嘶力竭的控诉在空中久久回荡。

"呵呵，斯班德工头，河马智者是被骗子吓怕了，可能他觉得能相信的人只有自己吧！"一旁飞翔的蜜蜂守卫不停地劝着暴躁的斯班德，"你现在抱紧大鸟才是最重要的！"

"看，河马智者跳进去了！"灵西一直观察着河马智者的举动，

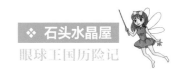

"这个门封闭得好快啊……这么一会儿洞口就小了一半……"

话音未落，大鸟已经将张灵西和斯班德扔在了艾瑞斯自动门闸面前。

"我们赶紧开始吧！"灵西又重新进行了视力扫描和密码输入，宝石的卡座也升了起来。灵西小心翼翼地将怀中的金宝石放在了原位，一时间耀眼的金光四射，将艾瑞斯峡谷都照成了金黄色。

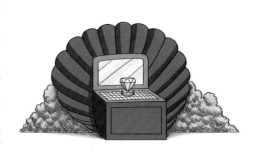

"看，辐条的方向改变了，它们正把光向水晶屋聚集！"斯班德指着山谷中央的方向，"蜜蜂守卫你飞过去看看，辐条有没有故障的！"

"没问题，看来奇迹马上就要发生了！"蜜蜂守卫应和着前去检查。

但突然，山谷里黑云压顶，狂风大作，满眼的金色被黑色取代。紧接着，暴雨又倾盆而下，巨大的雨点拍打得张灵西睁不开眼睛。只听到周围传来"轰隆隆"的巨响，透过指缝看出去，一根根辐条索道止不断形成裂隙，直至土崩瓦解。蜜蜂守卫在层层的雨幕中艰难地穿行，而石化的水晶屋已摇摇欲坠……

知识宝库九：
命悬一线的水晶屋——白内障的手术及注意事项

眼看即将成功的水晶屋救援又遭遇波澜，灵西将如何应对呢？之前我们介绍了作为石化水晶屋的化身——白内障，它是人的一生中必将出

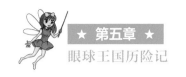
现的疾病，而目前针对这一疾病的唯一治疗方法就是手术。从某种程度上来说，这就意味着随着人类平均寿命的延长，我们每个人都可能会经历这样一次手术，才能维持清晰的视觉。因此，提前对这项手术进行了解，才能消除不必要的恐惧。

★ 白内障手术之前需要完成哪些检查？

在进行白内障手术前，医生要对患者的全身和眼部情况进行详细的评估，这样才能顺利完成手术，并达到理想的视觉效果。那么，白内障手术前都需要进行哪些检查呢？让我们来学习一下。

由于接受手术的患者多为老年人，首先要评估患者的全身健康情况，是否患有糖尿病、高血压等全身疾病；凝血和免疫状态是否适合手术；是否存在特殊药物过敏等情况。糖尿病患者的空腹血糖应该控制在 6.7mmol/L 以下，血压应维持在 140/90mmHg 以下。但血压长期较高的患者，不能短期快速降压，可在内科治疗后略高于正常血压水平时进行手术。有前列腺疾患的老人，应注意散瞳药的使用，避免泌尿系统感染。长期服用抗凝药的患者，应于手术前一周停药，以避免出血。

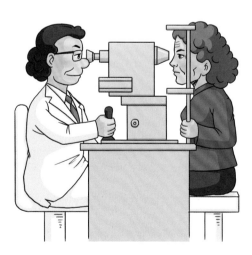

术前患者需要进行视力检查、验光、测眼压，检查眼位及眼球运动。评估瞳孔功能以预测手术中散瞳状态的维持情况。此外，还要在

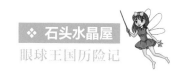

散瞳后检测眼底黄斑、视网膜、视神经是否存在病变，从而对手术后的视力恢复情况作出判断。

每一位接受白内障手术的患者还要进行一系列特殊的眼科检查，包括：测量角膜曲率和眼轴长度，以此为依据计算人工晶状体的度数；检查角膜内皮细胞，其数量过少，可能引起手术后角膜持续水肿，更有甚者需要进行角膜移植治疗。

在全身状态和眼部检查都适合手术的基础上，白内障手术还是相对风险较低、术后效果较好的眼科手术之一。

★ 白内障的手术方法是怎样的？

1 000多年前，我国就有针拨治疗白内障的记录。该术式利用针或器械将混浊晶状体的悬韧带挑断，使晶状体掉进玻璃体腔，光线就能从视轴通过了。这就如同将艾瑞斯峡谷的辐条索道弄断，水晶屋就掉到了山谷里，但是它的并发症太多了，只见于多年前手术技术和材料都不发达的特殊时期，现在这种方法已经被淘汰。

目前超声乳化吸除术联合折叠式人工晶状体植入手术的技术日趋成熟，已成为白内障手术方式的主导。该方法在制作切口、撕开固定大小囊膜后，利用超声劈开并乳化吸除混浊的晶状体，并将代替晶状体屈光功能的人工晶状体植入，从而达到术后较好的视觉恢复。

对于熟练的手术操作者，在术前准备充分的条件下，完成一台手术的时间可能只需10分钟左右。所以在白内障手术时，患者无须有太多的心理压力，配合医生完成注视目标，不挤眼睛，手术中不说话、不咳嗽，坚持短短几分钟，手术便可顺利完成。

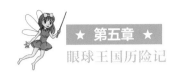

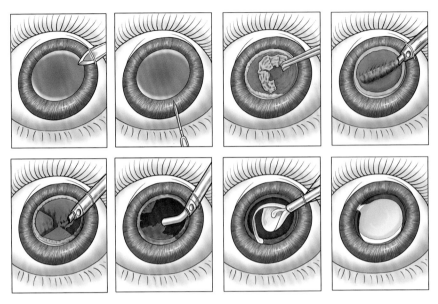

★ 白内障手术的人工晶状体如何选择?

在进行白内障手术前,医生会要求患者选择人工晶状体。白内障手术去除晶状体后,缺少了晶状体这个双凸透镜的聚焦作用,相当于一个高度远视眼,是无法看清世界的。植入人工晶状体后可以迅速恢复视力。但通常使用的人工晶状体没有调节能力,不能适应人眼可同时看远、看近的要求。所以在手术前,医生会咨询患者平时大多数时间的用眼距离,从而选择合适的人工晶状体度数,适应患者较多时间的用眼需求。

如果希望手术后看远处清楚,比如看公共汽车牌等不戴眼镜,医生就会选择完全矫正屈光不正的人工晶状体,但看书看报纸时,就需要配戴老花镜。如果希望术后看近清楚,比如需要长时间伏案写作的患者,医生就会选择保留部分近视的度数,这样术后看书写字就不用戴眼镜,

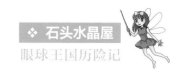

而出行看远时，则需要配戴近视眼镜。

随着人们对生活质量要求的不断提高，对白内障术后视觉的要求也不断提高，单纯的视力达到正常已经不能满足人们丰富多彩的生活所需的视觉水平。因此具有更高级功能的新型人工晶状体应运而生。但在患者进行选择时，往往只关注了它们价格的差异，对其实际作用甚至概念都一头雾水。下面我们就来了解一下这些新颖概念的独特之处。

首先，是选择人工晶状体均会提到的球面与非球面概念。正常情况下，角膜是正球面像差而晶状体是负球面像差，因此植入球面人工晶状体后，球面像差会增加，所以患者虽然视力好但可能会抱怨看不清楚。此时，如果使用的是非球面人工晶状体就不会增加像差，能够提高成像质量。因此对于年龄较小，眼底正常，术后视力预期较好的患者，还是应该选择非球面人工晶状体提高视觉质量。而对于术后视力预期不佳的患者，选择非球面人工晶状体的效果与球面人工晶状体没有显著的差异。

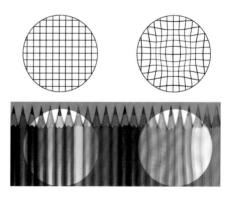

另一个概念为较常听说的单焦点、多焦点和可调节人工晶状体。单焦点人工晶状体只有 1 个焦点，当看远清晰时看近就模糊。而多焦点人工晶状体主要有 2 个焦点，可以将光线分配在看远看近的焦点上，这样在看远看近时都能得到清晰的视觉；多焦点人工晶状体可以产生更多的焦点，兼顾远中近视力，但多焦点人工晶状体存在眩光等缺点。可调节

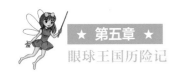
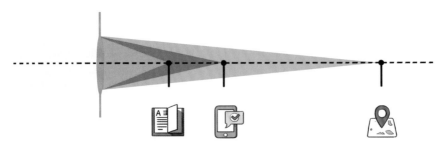

人工晶状体是利用睫状肌舒缩前后移动，产生接近于生理性调节的作用，但调节能力有限。

多焦点人工晶状体的度数测量计算和对手术操作的要求远远高于传统单焦点人工晶状体植入术。目前患者术后的反馈也存在差异，植入新型人工晶状体，患者可能需要更长的时间进行适应，但是适应后的视觉效果明显好于传统人工晶状体。而也有少部分患者无法适应多焦点人工晶状体的眩光，而不得不再次接受手术置换成传统人工晶状体。

所以在选择人工晶状体时，一定要根据自身的情况和人工晶状体特点进行选择，单纯追求高阶或廉价都是对自己眼睛不负责任的行为。

希望之光

"怎么会这样？"灵西心中第一次升起了恐惧，她赶紧回身望向金宝石，穿越层层迷雾，金宝石依旧光芒万丈。这暴风骤雨是眼球王国毁灭前的征兆，还是重生前的激荡……灵西不敢也无暇多想。

她匆忙抓起眼球王国地图，紧盯着正中心部位的水晶屋。回望前路，惊险的遭遇历历在目。康扎科提的怪物魔幻阵、考尼尔的四重门、艾瑞斯峡谷的泄洪，每一次经历都心惊胆战，每一次临危又都涉险过关。

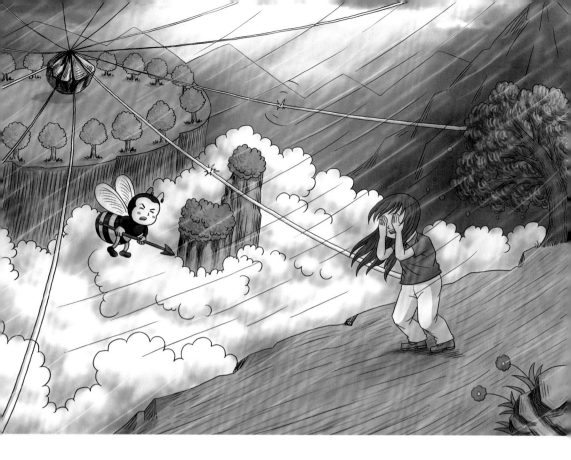

　　"真的是那个小公主！""她就是王后的妹妹……""她开启过金光大道！""我们有救了！"灵西耳畔回响起重回眼球王国初时大家对她的期望。这仿佛宿命一般的境遇让灵西深陷其中。

　　她敲了敲自己的脑袋，让思绪回到现实。透过黑暗风暴的金宝石之光更加耀眼。

　　"这一定就是眼球王国重生的希望之光！"灵西闭上了眼睛，任风雨拍打着脸庞，任轰鸣震彻耳际，"快快重启吧，水晶屋！"

　　"再睁开眼，这地图一定又该重画了！"灵西紧紧握了握手中的地图，口中祈祷着，"那一定又是一个全新的眼球王国！"

知识宝库十：
黑暗历险中的祈祷——常见眼前节疾病面对面

灵西在眼球王国的历险能否随着水晶屋的重启而画上句号？在她睁开眼睛的一刹那，眼前是色彩斑斓的天地，还是破败不堪的废墟？更或者，这只是灵西的一场噩梦？

疑雾重重，答案尚未可知。而历险至今，我们却已真切地感受到了眼球可能罹患的种种疾病。从逃离康扎科提的怪物魔幻阵，到闯过考尼尔的四重门，涉险泄洪艾瑞斯峡谷，最终重启水晶屋。我们也逐步认识了结膜炎、角膜炎、青光眼、白内障这几类耳熟能详的眼科疾病。

灵西的历险已经穿越了眼球王国的半壁江山。正如我们的眼球结构，结膜、角膜、前房和晶状体也位于眼球前部，因此这些部位的异常统称为眼前节疾病。让我们通过下面这个游戏来对眼前节的常见疾病进行总结。

★ 考考你

小医生们，快来诊断一下这些患者最可能得了什么眼病？

1. "我的眼睛红红的像兔子一样，又磨又痒，还有好多眼屎。"

2. "我眼睛又磨又疼，怕见阳光，还流眼泪，看东西也模糊了。"

3. "我奶奶眼睛突然看不清了，眼睛和头都特别疼，吐了好几次了。"

4. "我爷爷这几年看东西模糊，视力越来越差。但是老花眼减轻了。"

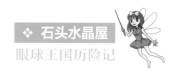

★ 答案

1. 结膜炎　结膜炎患者由于结膜充血眼睛会红红的，还会出现不同程度的分泌物增多，也就是"眼屎"增多。细菌引起的多为黄色脓性，病毒多为水样，过敏则为黏稠丝状。

2. 角膜炎　角膜炎患者主要表现为畏光、流泪、视力下降。它和结膜炎最重要的不同点就是会影响视力，所以需要及时地就诊治疗。

3. 青光眼　青光眼最常见的表现为眼压升高引起的眼痛头痛，急性闭角型青光眼高发于中老年女性。常合并恶心、呕吐等全身症状。该病可能与胃肠道疾病、颅脑疾病或偏头痛等内科疾病混淆，有青光眼家族史和既往存在情绪激动后的鼻根酸痛、雾视等发作症状的人，一定要同时进行眼科检查。

4. 白内障　中老年人缓慢发生的无痛性视力下降最常见的就是白内障。白内障发生后，晶状体吸收水分，屈光力会增加，变为近视，使原有老视减轻。

"这场噩梦快快醒来吧！"风暴中的灵西默默祈祷着。

紧闭的双眼还没有睁开，手中的地图却已重新展开。

这真的是一个全新的世界……